腎《じん》代替療法の未来

著 中元秀友 埼玉医科大学教授／日本透析医学会理事長
秋野公造 参議院議員

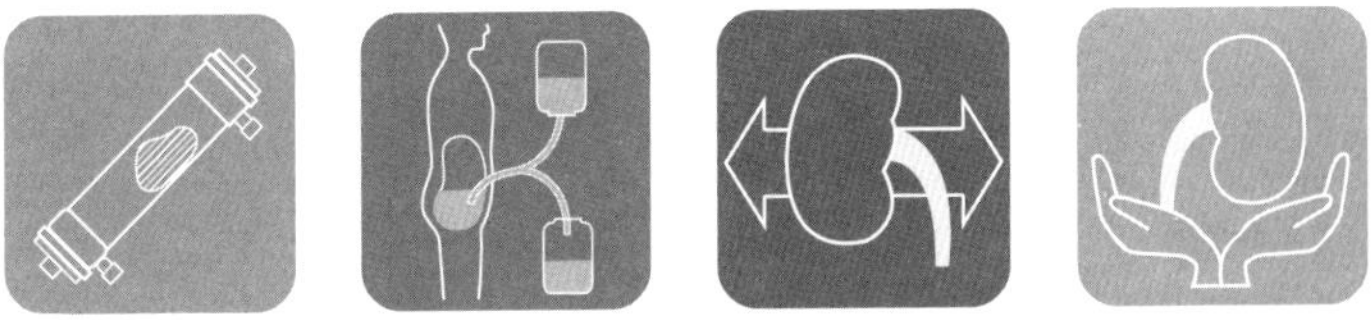

西村書店

腎代替療法の未来 ── 目次

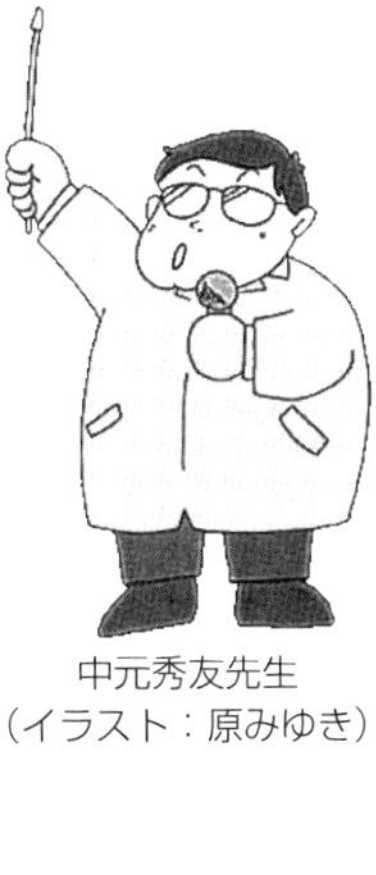
中元秀友先生
（イラスト：原みゆき）

目次

はじめに

合併症予防を含む重症化予防へ向けた道のり

秋野　中元秀友《なかもとひでとも》先生は２０１６年より一般社団法人日本透析医学会理事長をお務めになられています。日本透析医学会は１９６８年に任意団体として創設され、１９９３年に社団法人化された50年以上の歴史ある学会であり、中元先生は約１万８０００人の会員を率いる理事長として透析療法の向上をリードされています。

中元　ありがとうございます。透析療法は、末期腎不全患者の延命と社会復帰を、すでに50年以上にわたり担ってきました。多くの先人たちのご努力により、わが国の透析療法は大きく進歩してきました。その結果、**日本は世界一の質を確保した透析大国**となっています。

秋野　多くの患者さんが透析をしながら、社会の一線で活躍されています。効果のきわめて高い医療ですね。

中元　透析療法にかかる医療費総額ばかりが注目されていますが、わが国はどの国よりも透析患者の予後がよい国であるという事実を、多くの国民が知らないことは残念なことです。しかし一方で、日本の透析療法がいくつかの重要な問題に直面し、大きな変革の時期に来ていることも事実です。

秋野　透析を導入する年齢が上昇しており、高齢者医療としての側面から対応することが必要となってきたということでしょうか。

中元　そうです。**透析患者の高齢化により合併症を有する患者さんが増加しているこ**とは、日本透析医学会としても重要な課題として検討してきました。特に透析患者の死亡原因として心血管疾患が多数を占めていること、末梢循環障害などの重篤な合併症を有する患者が増加していることなどです。

まさに、透析患者数の増加や高額な医療費が注目される中で、透析患者の合併症の課題に日本透析医学会としても向き合おうとしていたときでした。**約4％の透析患者が下肢切断に至っている事実**に対して、平成28年度診療報酬改定で、透析療法における下肢末梢動脈疾患指導管理加算の創設をリードしてくれたのが秋野《あきの》公造《こうぞう》さんだったのです。合併症に向き合うことに診療上の評価を行っていただいたことに対して、「わが意を得たり」と思った会員は多いはずです。

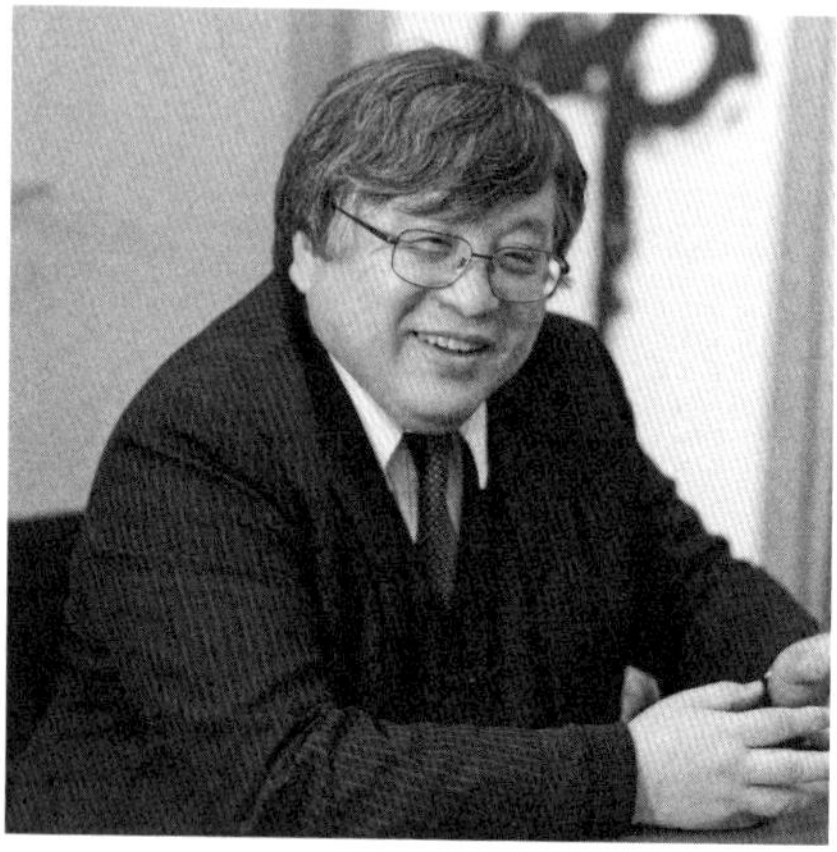

中元秀友日本透析医学会理事長

秋野　そこで、中元理事長より平成28年度改定について、その背景も含めて周知を図ろうとご提案をいただきました。

中元　秋野さんには私が理事長に選任された第61回および、私が大会長を務めた第62回日本透析医学会で特別講演を務めていただきました。さらに第63回、第64回では、シンポジストとして参加いただいております。2年続けての特別講演はきわめてまれなことですが、どうすれば透析医療の質の向上を進めることができるか、手続き論について会員と共有したかったのです。

秋野　会場の熱気が忘れられません。下肢末梢動脈疾患指導管理加算は、透析療法を行う医療機関が患者の足の診療を行うことによ

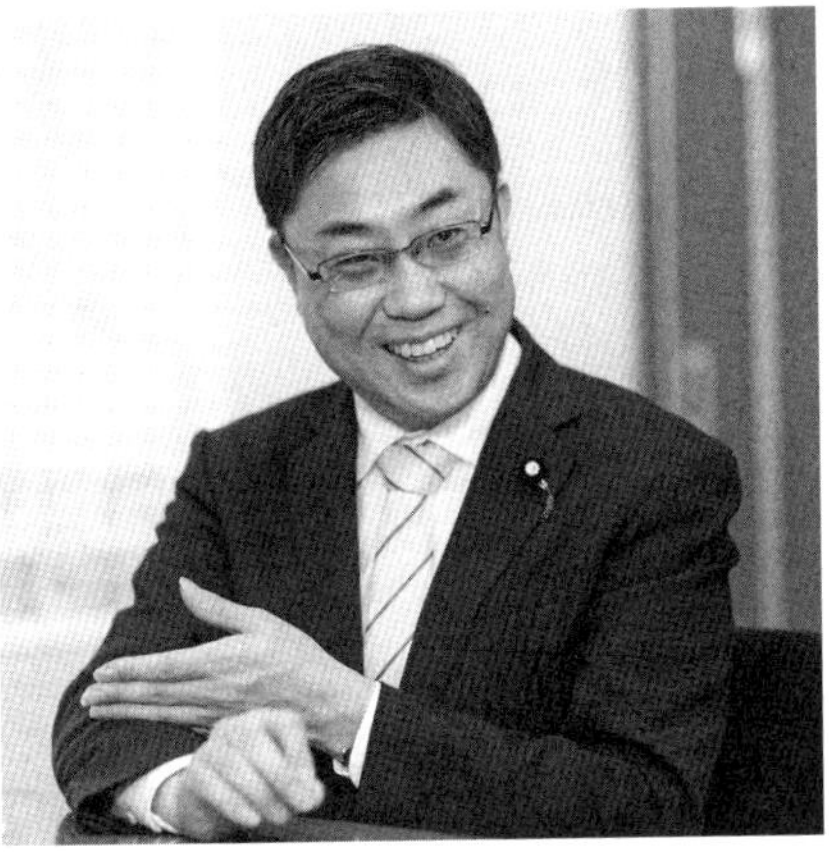

秋野公造参議院議員

り、足切断のリスクが高い患者を抽出して、足切断を回避するために他科との連携を促すものです。

中元　それにより診療上の評価として100点を算定できるようになったわけですが、秋野さんはその背景として主に2つのポイントについて講演してくれました。

まず1つ目のポイントは、「胃がん予防のためのピロリ菌除菌の保険適用」についてです。胃がんの原因がピロリ菌であることを国会質疑を通じて政府に認めさせ、原因を明らかにしたことで、わずか2年で薬事承認も保険適用も実現させてしまったことには驚きました。そして2つ目のポイントとして、その成果を踏まえて、政府の改革方針を示す、いわゆる

「骨太の方針２０１５」に「生活習慣病の合併症予防を含む重症化予防」との文言を盛り込ませたことが、下肢末梢動脈疾患指導管理加算創設の根拠となったと話してくれたのです。

秋野　はい。胃がんも主に、慢性胃炎の段階から萎縮性胃炎に進行して、その中から胃がんが発症してくることを考えると、ピロリ菌の除菌は重症化予防策ともいえます。

中元　そもそも医療の目的は重症化予防ですが、近年、重症化予防という言葉を、よく耳にするようになりました。その**重症化予防という文言を国の改革の理念に位置づけることができた**ことが、透析患者の合併症予防を含む重症化予防策として、下肢末梢動脈疾患指導管理加算の創設につながったということですね。

秋野　決して手続きを省略したということではなく、一つ一つ行政と合意形成を積み重ねながら新たな理念を紡ぎ出してきたということでしょうか。

中元　なお、合意形成が重要という観点から振り返ると、秋野さんの２０１６年の参議院本会議における質疑にて、透析予防だけでなく「目も足も重要」と厚生労働大臣の答弁を導いたことも大きかったと思います。秋野さんが実現をリードした下肢末梢動脈疾患指導管理加算の創設は、私たち透析にかかわる医療従事者にとって朗報となりました。

透析医療の質をもっと高めていこうとのうねりが起こりました。そこで末期腎不全患者の腎代替療法の選択における問題点が議論されました。血液透析、腹膜透析、腎移植に代表される腎代替療法には、それぞれ長所も短所もあります。しかしながら、わが国は血液透析の割合が高い一方で腹膜透析や腎移植の割合が少なく、適切な療法選択が常に図られているかという課題が横たわっていました。

秋野　そこで中元理事長が音頭を取って、２０１７年10月７日に北九州で開催された第23回日本腹膜透析医学会学術集会・総会にて緊急シンポジウムが開催され、なんと中元秀友日本透析医学会理事長、秋澤忠男日本透析医会会長、柏原直樹日本腎臓学会理事長、湯沢賢治日本移植学会副理事長、内田明子日本腎不全看護学会理事長、水口潤日本腹膜透析医学会理事長、川西秀樹日本ＨＤＦ研究会理事長、本間崇日本臨床工学技士会理事長（登壇順）と8学会の理事長が揃って議論しました。

中元　もちろん、秋野さんにも登壇していただき、さらに患者の立場から佐藤博通佐賀県腎臓病協議会常務理事（当時）にも議論に加わっていただきました。そこで、「質の高い腎代替療法」を目指そうと合意がなされたのです。

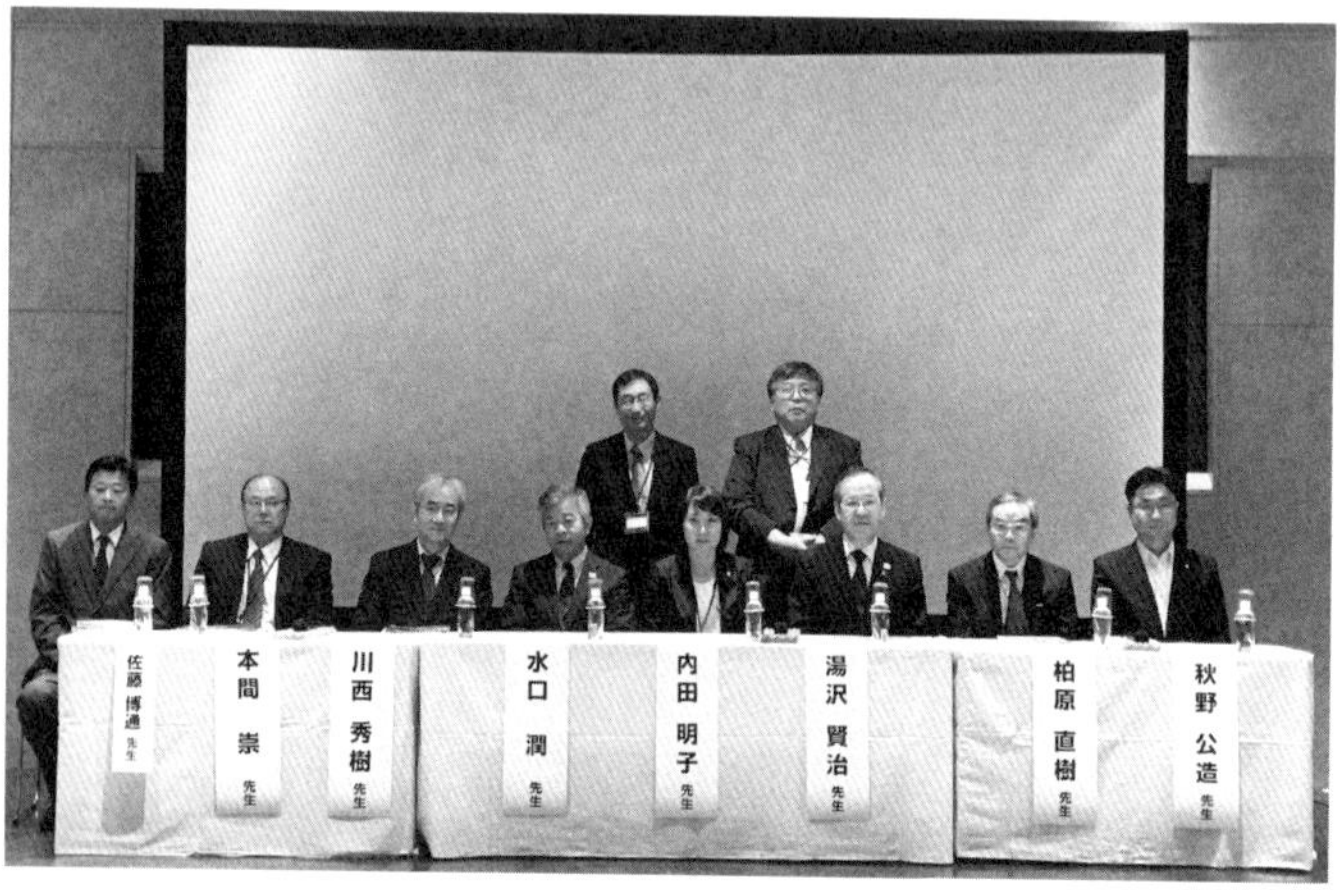

第23回日本腹膜透析医学会学術集会・総会 緊急シンポジウム
前列右から秋野公造参議院議員、柏原直樹日本腎臓学会理事長、湯沢賢治日本移植学会副理事長、内田明子日本腎不全看護学会理事長、水口潤日本腹膜透析医学会理事長、川西秀樹日本 HDF 研究会理事長、本間崇日本臨床工学技士会理事長、佐藤博通佐賀県腎臓病協議会常務理事。後列右から中元秀友日本透析医学会理事長、秋澤忠男日本透析医会会長（2017 年 10 月 7 日、北九州）

秋野　満員のメイン会場の壇上で8学会の理事長が合意へ向けて議論されたことは画期的なことでした。

中元　具体的には、共同意思決定（shared decision making：SDM）を推進して、患者さんが**腎代替療法を選択できる仕組みをつくろうと合意**しました。

腎代替療法選択への新しい取り組み

秋野　その内容をご説明願います。

中元　まず、改めて、わが国は諸外国と比べ、腹膜透析や腎移植が普及していないのです。患者のＱＯＬ（生活の質）の観点から、**腹膜透析や腎移植の普及推進が必要**であり、一方で、質の高い血液透析を受けやすい体制も整えるべきと合意したのです。

秋野　さらに、２０１８年2月14日の日本臨床腎移植学会の緊急シンポジウムを目途《めど》に議論を深めました。

中元　腹膜透析や腎移植を推進する取り組みをどう考えるか。質の高い血液透析とは患者さんにとって利便性の高い側面を持つこと、とも考えました。施設の規模や、透析装置と患者数の比には、ばらつきがあることを踏まえておくことも必要と考えてきました。

秋野　そして、とうとう8学会の理事長が合意したとおりに、平成30年度診療報酬改定において、透析療法にかかわる大きな改定が実現したのです。

中元　まず、透析にかかわる医療機関においては、**腹膜透析や腎移植の推進に資する取り組みや実績などが評価される**ことになりました。

秋野　これまでの導入期加算を見直し、**患者に対する腎代替療法の説明を要件化**して「導入期加算1」とするとともに、腹膜透析の指導管理や腎移植の推進にかかわる実績評価を導入して基準を満たした医療機関には「導入期加算2」として診療上の評価がなされることとなりました。

中元　「導入期加算2」を算定するためには、①腹膜透析の指導管理にかかわる実績があること、②腎移植の推進にかかわる取り組みの実績があることが必要です。さらに、「導入期加算2」を算定できる医療機関に対しては、血液透析の導入期だけでなく維持期においても、新設された「慢性維持透析患者外来医学管理料」により、診療上の評価がなされることになりました。

秋野　導入期加算2の施設基準は、①在宅自己腹膜灌流指導管理料を算定していること、②腎移植について、患者の希望に応じて適切に相談に応じており、かつ、腎移植に向けた手続きを行った患者がいること、と実績が評価されることになりました。

中元　きわめて妥当な基準です。②の腎移植に向けた手続きを行った患者とは、どのような患者さんを指しますか。

秋野　厚生労働省が疑義解釈において「臓器移植ネットワークに腎臓移植希望者として新規に登録した患者及び生体腎移植が実施され透析を離脱した患者」と説明しています。

中元　**腹膜透析や腎移植が推進される大きな流れ**となりました。さらに腹膜透析にかかる費用はこれまで入院料に含まれていましたが、入院料とは別に算定する仕組みも実現していただきました。

秋野　一方で、血液透析については、長時間の人工腎臓に対する評価が「長時間加算」として新設されました。また、夜間・休日に透析を行う場合の加算、透析を行うことが著しく困難な患者さんに透析を行うことについても見直され、障害者等加算が充実しました。このように、平成28年度および30年度の診療報酬改定と連続して、透析療法の質の向上を図る診療上の評価が認められたのです。

中元　日本透析医学会として誇りにしていいと思います。

しかし、実は日本透析医学会としても長年にわたり、「腎代替療法選択」の必要性を痛感しており、それなりの働きかけを行っていたものの、行政には耳を傾けていただくことができませんでした。ただこの一連の改定は、秋野さんの力も借りて、透析にかかわる専門家が力を結集して実現した「導入期加算2」をはじめとする改定となりました。腎代替療法に至らないよう重症化予防や生活習慣病の改善を促す取り組みと合わせて、透析導入時だけでなく維持期においても適切な療法選択が常に求められていくことになったのです。

秋野　この流れは令和2年度改定にも引き継がれました。

中元　そうです。「透析導入時加算2」は増点となり、さらに実績が評価されることになりました。「透析導入時加算1」は減点、しかし、この2年間で会員と患者の共同意思決定（shared decision making：ＳＤＭ）による取り組みが浸透したと思います。さらに、令和2年度改定においては腎性貧血の治療にＨＩＦ-ＰＨＤ（低酸素誘導因子プロリン水酸化酵素）阻害薬を用いた場合の新たな評価体系まで実現できました。

秋野　２０１９年11月23日の腹膜透析学会において医療上の必要性に応じて処方がなされるのかと積み残された議論として指摘された事項でしたね。

中元　大きな課題でした。秋野さんには最後の最後まで我々と一緒に解決へ向けて厚生労働省との交渉にあたっていただきました。改定の内容と意義については後ほど議論したいと思います。さらに、**人生の最終段階ではない患者さんの意思をどう尊重するか**、患者会の皆様も交えて議論し、提言案をまとめて世に問いました。

秋野　さらに、中元理事長は**腎移植を推進**しようと努められました。

中元　透析にかかわる者が移植を推進するのですかと驚かれましたが、私たちと一緒に患者の立場から二度の改定を主導した佐藤博通さんが下肢切断後にお亡くなりになられたのは痛恨の極みでした。佐藤さんがビデオレターで「献腎移植を推進してください」と会場に呼びかけたことが忘れられないのです。

秋野　心からお悔やみを申し上げます。中元理事長の呼びかけで日本腹膜透析医学会において黙祷の時間を取っていただいたことは本当にありがとうございました。佐藤さんが健康な身体にメスを入れる生体腎移植ではなく、献腎移植にこだわって移植を受けたかった気持ちを吐露されたことも多くの方に知ってほしいと思います。

中元　そこで、関係団体にも呼びかけて透析患者を含む慢性腎臓病（CKD）患者の重症化予防と腎移植を推進するための「一般社団法人日本腎代替療法医療専門職協議会」を設立しました。今後、多職種での連携をより強くするための大きなプロジェクトになります。

秋野　このように、この4年間で透析の現場は連携を強めながら大きく変革してきました。

中元　はい。西村書店さんには前著『やさしい腎代替療法』で秋野さんとともに大変お世話になり、患者さんに最善の腎代替療法の選択を行っていただくために、理事長の責任として腎代替療法についてわかりやすく詳述を試みたのが2年前のことです。しかし、お伝えすべきことが短期間で積み上がり、またSDMを推進してきた者として、患者の自己決定を尊重することについては理事長の責任として踏み込んで考えを世に問う時期が来ているとも思いました。そこで、読者の声に応えるかたちで秋野さんと続編を出版することを決意したのです。

これから充分に語っていきたいと思いますが、腎臓はすばらしい臓器です。だからこそ腎臓に替わろうとする腎代替療法にかかわる者として、生活の質に直結する医療の質の向上を追求することに終わりはないと思っています。

また今回は、2020年4月に日本透析医学会から「透析の開始と継続に関する意見決定プロセスについての提言」が出ました。これはSDMを議論するうえで避けられない透析の「差し控え」と「継続中止」に至るプロセスを提示したものです。この提言についても議論していきます。

現在の日本の透析医療の現状を踏まえ、腎代替療法の課題と未来への展望を理事長として語ってみたいと思います。対談する前からわくわくします。それでは秋野さん、始めましょうか。

1章

モデル事例

日本の透析医療は、世界で最も高い水準にあります。しかし、その一方で、さまざまな事情から透析を望まない患者さんもおられるなど、そこには多くの悩ましい現実があります。

ここではそんなモデル事例をいくつかご紹介します（特定の個人のケースではないことをお断りしておきます）。

【モデル事例Ⅰ】

●透析の見合わせを宣言したＡさん　50歳代・女性

Ａさんは、数年前に全身性エリテマトーデス（ＳＬＥ）により、ループス腎炎を発症しました。

ループス腎炎は、免疫の働きに異常が生じ、免疫が自分の体を攻撃することで全身に炎症が起こる病気で、Ａさんは発疹や関節痛、発熱、倦怠感などの症状に悩まされていました。そして、ステロイド薬や免疫抑制薬による治療を行っていたのですが、残念ながら病気は進行し、腎機能が低下して、ついに「透析が必要」という状態になってしまい、血液透析を導入することになりました。

血液透析を行うために、まず公立病院でバスキュラーアクセス（内シャント）を作製し、その後は維持透析をしているクリニックに移りました（公立病院へは内シャント管理のため約半年間隔で受診）。ただ、週3回、4時間くらいかけて行う血液透析は、Aさんにとってはことのほかつらく、関節痛や、神経障害、貧血（腎性貧血）などの合併症にも苦しんでいました。特に、Aさんの場合、非常に血管が脆《もろ》くて、なかなかいいシャントができず、毎回針を刺すときにも大きな苦痛を受けていました。

それでもAさんは、家族の支えもあって、ずっと頑張ってきました。Aさんはこれまでに6回のシャント手術を繰り返しており、現在のシャントが閉塞したら、次にシャントを作製することは難しいといわれていました。

が、あるとき、シャントが閉塞したため、公立病院を受診したところ、シャント再建ができないと宣告されてしまったのです。

このとき担当医は、「血液透析以外にも腹膜透析や移植という方法がある」ことをA

さんに改めて説明しましたが、Ａさんは「体調の悪い夫から、腎臓をもらうわけにはいかない。子どもたちからももらうわけにはいかない」と、腎移植を拒否。腹膜透析に関しては、Ａさんがかつて腹部の手術を行っていて、腹腔内癒着が起こる可能性が高く、勧められないとの見解が示されていました。

また、公立病院の他の医師たちや維持透析クリニックのスタッフたちは、「移植や腹膜透析がだめでも、長期留置カテーテル（パーマネントカテーテル）で血液透析をする方法もあるのだから」と、長期留置カテーテルの手術を行っている施設に行くことを勧めました。

しかし、Ａさんは、「その病院へ行っても、また苦しい思いをするだけ」といって、「透析をしない」という道を選んだのでした。

もちろん、家族は猛反対でした。でも、Ａさんの決心は変わらなかったのです。

【モデル事例2】

●透析が拷問のように感じて、来なくなった認知症のBさん　80歳代・男性

Bさんは、アルツハイマー型認知症（発症から5年程度の中期認知症）の患者さんです。もともと血圧が高く、腎硬化症のために慢性腎臓病（CKD）と診断され通院加療していました。食事制限と降圧治療を続けていましたが、認知症のため、食事制限は守れず、服薬も不規則でした。腎機能が悪化したため、約1年前に血液透析を導入しましたが、当初から「透析は嫌だ、行きたくない」といって、家族を困らせていました。

なんとか、なだめすかして維持透析施設に連れていくのですが、透析中もじっとしていることができません。中期のアルツハイマー型認知症の行動・心理症状の特徴の1つに「興奮・多動」がありますが、Bさんの場合もそうで、体を動かしたり、針を抜いてしまうなど、片時も目が離せません。

こういう状態では、治療を行うこと自体が危険ですから、看護師はやむをえず家族

と相談して「拘束」をすることに――。それがBさんには拷問のように感じ、ますます透析治療を受けることを拒否するようになりました。

それでも家族は、Bさんのことを思って、無理やり透析に連れていきました。しかし、ある日を境にBさんはまったく来なくなりました。

そして、その後、亡くなりました。

【モデル事例3】

●医療者の理解不足が原因で、透析に行かなくなったCさん　80歳代・男性

Bさんの場合は認知症でしたが、医療者が患者さんを認知症だと思い込んでしまうケースもあります。そのような症例を報告しましょう。

血液透析をしている間は、同じ姿勢でじっとしていなければなりませんが、例えば腰が痛くなるので、どうしても体を動かしてしまう患者さんもいます。Cさんもそん

【モデル事例3】

な患者さんの1人でした。

Cさんが動くと、看護師は危ないから怒ります。

「何わがままいってるの、動いちゃダメでしょ！」

それでもCさんは体を動かしてしまうので、医療者は認知症を疑い、危険を回避するために「拘束」に踏み切りました。そして、Cさんは「看護師さんに脅されている、恐い」と思うようになっていきました。

本来、話をよく聞いてあげれば、Cさんが腰が痛いのが理由で体を動かしていたことがわかったはずです。そういうことをきちんと説明して、鎮痛剤を出してあげたり、一定の間隔で体動をなおしてあげれば、防ぐことはできるのですが、残念ながらこのケースではそこに至りませんでした。

Cさんは、腰の痛みと、そのことを理解してもらえないことがつらくて、とうとう透析に来なくなりました。Cさんには何度も透析に来るように説得しましたが、無理でした。

こういう場合、医療者は非常に悩みます。

「患者さんが亡くなったのは、私たちのせいだ」と自分を責めます。そして大きなストレスを抱えることになるのです。

【モデル事例４】

●透析をやらないという信念をもっているＤさん　70歳代・女性

宗教的な理由から、透析を拒否する方がいますが、Ｄさんの場合は、「自分の体から出ていったものをもう一度戻すのは嫌だ」と話し、血液透析はやらないと決めていました。

もちろん、人から腎臓をもらう腎移植も拒否です。腹膜透析も自分のお腹の中に異物（透析液）を入れるのは抵抗があるといって、拒みました。いずれの選択肢も充分に説明する機会が与えられませんでした。これも医療者にとっては悩ましいことです。

【モデル事例5】

●意識不明で運ばれてきたEさん　60歳代・男性

「透析をやるぐらいなら、死んだほうがましだ」

そういっていたEさんが、ある日、意識不明になって救急搬送されてきました。血液検査の結果、腎臓の機能がかなり悪化していて、尿毒症と診断。危険な状態ですから、血液透析が行われました。

透析が始まると、Eさんの意識は戻りましたが、Eさんは、「私は透析を拒否したのに、なんで勝手にやっているんだ！」と、怒りをあらわにし、自分で管を抜いて、家に帰ってしまいました。

上記のモデル事例は、透析をしたくない、あるいは中止したいという思いをもっている、または、もつに至った患者さんです。

しかし、こうしたことで思い悩んでいるのは、患者さん自身やそのご家族だけでなく、医療者側も同じです。特に看護師や技士は、自分たちの患者さんに対するケアの仕方が悪かったのではないか、と思い悩むこともあります。透析をしなければ、必ず死が訪れますから、精神的に相当なダメージを受けています。

また、患者さんが「どうしても透析が嫌だ」という場合、その患者さんから罵《のの》られたり、暴力を振るわれたという経験をもつ看護師も少なくありません。

そもそも「透析をしたくない」という言葉をそのまま受け入れることが患者さんの意思を尊重することなのか、医療者も思い悩んでいます。こうした状況の中で、私どもは今、「透析の開始と継続に関する意思決定プロセスについての提言」を作成しました。

提言については4章でくわしくお話ししますが、患者さんの意思を尊重するとはどういうことなのか、そのことを追求することで医療の新しい方向性ができるのではないかと考えています。

2 章

腎代替療法のこと

わが国の透析の現状

秋野　わが国の透析人口は、この30年間増加し続けていると伺いましたが、現在ではどのくらいの患者さんがいらっしゃるのですか。

中元　日本透析医学会の統計調査報告書によると、透析を受ける方の伸びは鈍化してきてはいるものの、２０１８年12月末時点で33万９８４１人、人口１００万人当たり約２６８７・７人の方が透析を受けていることになります。**透析を始める原因の1位は糖尿病性腎症**（42・３％）、**2位が慢性糸球体腎炎**（15・６％）で、**3位が腎硬化症**（15・６％）、**4位が原疾患不明**（13・５％）です。以前は慢性糸球体腎炎がトップでしたが、１９９８年からはずっと糖尿病が原疾患の1位になっています。

秋野　治療コストも膨大ですね。透析にかかる医療費の総額が1兆５０００億円との見出しが強調されています。

中元　そうです。ですから、透析療法は命を救うためになくてはならない治療法ですが、そうした観点も含めて、私はやはり**慢性腎臓病（ＣＫＤ）の早期発見、早期治療が、重要**だと考えています。

ＣＫＤは、ステージ1、2、3ではほとんど症状がありませんから、皆さん、気づかなかったり、あるいは「たいしたことはない」と放置してしまうのですね。それでステージ4、5になって、あわてて食事制限をしたり、血圧コントロールをするわけですが、そのときにはもう回復不能な状態です。とにかく早い段階で治療を開始すること、特にステージ3の段階では、専門医に診てもらうことが大事です。そうすれば腎不全が悪化するペースは遅くなり、透析をする危険性も低下します。

また透析療法の普及によって多くの患者さんが社会復帰され、社会の第一線で活躍されている方もたくさんいます。透析患者がよりよい状態を維持できるように努めていくことも重要です。

腎代替療法の説明の必要性

秋野　腎不全に至らないよう重症化予防に努めることが重要であり、さらに透析療法を受けるようになった後の重症化予防も重要です。医療者にとって、質の高い医療の提供と患者さんのＱＯＬ（生活の質）の向上を両立させるために必要なことは何でしょう。

CKDのステージ（重症度）[2]

糖尿病		タンパク尿区分		A1	A2	A3
糖尿病		尿アルブミン定量（mg/日）		正常	微量アルブミン尿	顕性アルブミン尿
		尿アルブミン/Cr比（mg/gCr）		30未満	30〜299	300以上
高血圧 腎炎 多発性嚢胞腎 移植腎 不明 その他		尿タンパク定量（g/日）		正常	軽度タンパク尿	高度タンパク尿
		尿タンパク/Cr比（g/gCr）		0.15未満	0.15〜0.49	0.50以上
GFR区分（mL/分/1.73 m^2）	G1	正常または高値	≧90			
	G2	正常または軽度低下	60〜89			
	G3a	軽度〜中等度低下	45〜59			
	G3b	中等度〜高度低下	30〜44			
	G4	高度低下	15〜29			
	G5	末期腎不全	＜15			

重症度は原疾患・GFR区分・タンパク尿区分を合わせたステージにより評価する。CKDの重症度は死亡、末期腎不全、心血管死亡発症のリスクを□のステージを基準に、■、■、■の順にステージが上昇するほどリスクは上昇する。GFRは一般的にはeGFRを代用する

中元　それにはまず、インフォームド・コンセント（医療者による説明に対する患者の同意）ですね。**腎不全の治療法の選択肢として、「血液透析」、「腹膜透析」および「腎移植」の3つ、正確にいうと説明を受けたうえで結果として3つの腎代替療法を選択しない「保存的腎臓療法」の4つがあります**が、患者さんの状況に応じて**それぞれ長所があります。**

しかし、なぜか日本では、圧倒的に血液透析を受ける患者さんが多かった。これは医師が、**それぞれの治療法について、これまできちんと説明していなかった**ことが、一番大きな原因だと思います。

秋野さんのご尽力で、平成30年度診療報酬改定以降、**透析導入時には、血液透析、腹膜透析および腎移植について説明を行うことで導入期加算が認められたこと、また、それらの実績に応じて維持透析においても診療報酬に点数が加算される**ようになりました。これで、だいぶ状況は変わってきました。

秋野　各県の腎臓病協議会の会合などでこのことを報告すると、患者さんの中には、透析を導入する前に腹膜透析や腎移植についての説明を聞かなかったとのお声も伺いました。もしほかにも選択肢があることを知っていたら、どの療法を選択したか結果が変わっていたかもしれないことを考えると、中元理事長の音頭で行われた関係８学会の理事長の合意に基づいた平成30年度改定は、画期的なことだったと捉えています。

中元　２００８年のデータですが、透析をすでに導入した患者さんにとって、末期腎不全に対する３つの治療法の認知度は、血液透析はほぼ全員が認知しているにもかかわらず、腹膜透析は約６割、腎移植は約７割。つまり、腹膜透析に関しては、治療に入ってからも、知らない人が４割もいたのです。

秋野　これでは、日本の透析医療が、血液透析偏重にならざるをえません。

中元　おっしゃるとおりです。日本の透析のバランスの悪さは「ガラパゴス」といわれていますからね。ただ、日本は血液透析の技術が非常に進んでいますし、チーム医療で管理もしっかりされていますから、予後も非常にいいです。そういう意味では、こっちがよくて、あっちがだめ、という話ではないんですね。

秋野　大事なことは、**患者さんが十分な情報を受け取ったうえで、自分に適した治療法を適時適切に選ぶこと**だと思います。

中元　これから、それぞれの腎代替療法について詳細をお話ししていきますが、本書も参考になさって、医師やご家族と相談のうえ、ご自身のライフスタイルや体の状態に最も合った透析方法を選んでいただきたいですね。

秋野　「インフォームド・コンセント」「共同意思決定（shared decision making：ＳＤＭ）」といった意思決定の手法については、後ほどお伺いしていきます。

血液透析の原理

秋野　では、血液透析や腹膜透析は、実際にどのように行われるのでしょうか。まずは血液透析（ＨＤ）から、お話を伺わせてください。

中元　血液透析は、血液を一度体の外に出して、ダイアライザー（人工腎臓）という装置の中に通し、再び体の中に戻します。つまり、**ダイアライザーは外付けの人工腎臓で、ここで血液をろ過する**わけです。

秋野　ダイアライザーの中でどのように血液が浄化されるのでしょうか。

中元　ダイアライザーの中には、数万本の細いストロー状の管があり、腎臓の糸球体の役目を果たしています。すなわち、血液はその管の中を通ります。管の外側には、ナトリウムやカリウムなどの電解質を含む「透析液」が、血液とは反対方向に流れます。管の壁（透析膜）には、生体の細胞膜と同じように無数の小さな

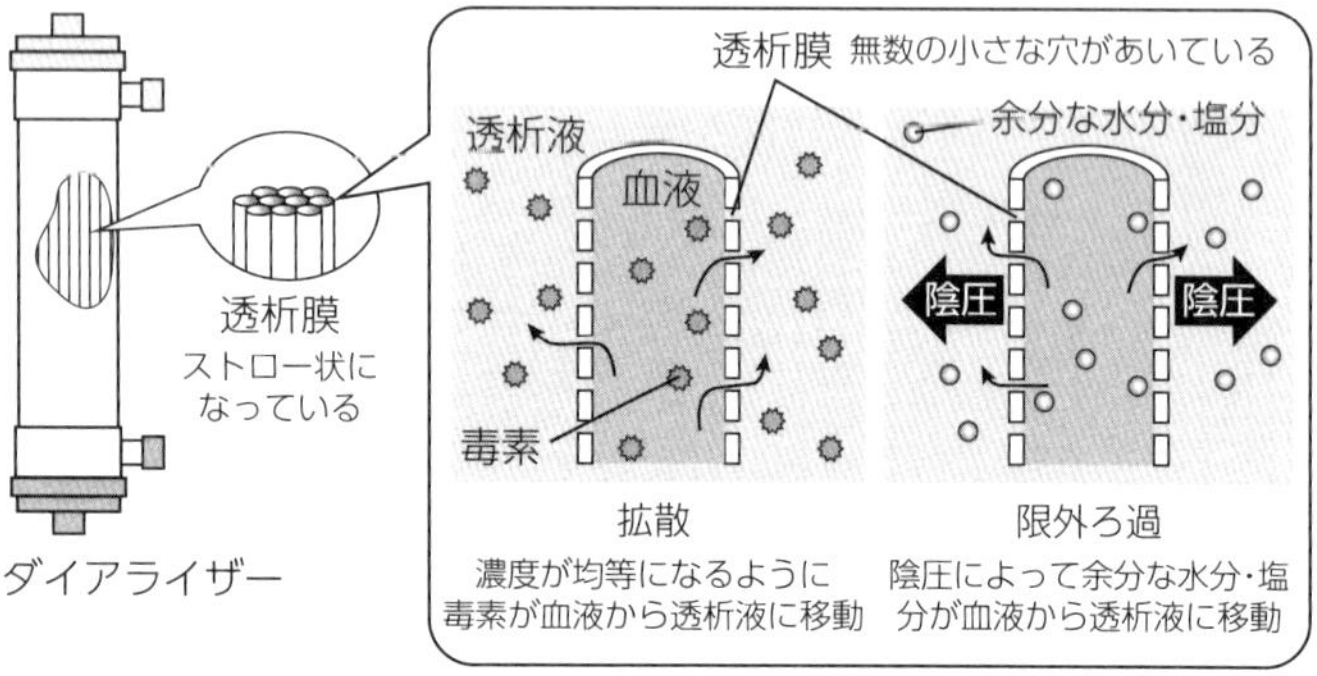

透析における拡散と限外ろ過の機序

穴があいていて、血液と透析液の中の成分が出入りできるようになっています。

秋野　細いストロー状の管を通る血液が管外の透析液と混じるのでしょうか。

中元　ご説明しましょう。**ダイアライザーの中では、「拡散」と「限外ろ過」が行われる**のですが、その2つが血液透析の原理です。半透膜（透析膜）を利用した拡散と限外ろ過です。

秋野　それでは拡散からご説明をお願いします。

中元　**拡散とは、物質が液体の中を均等に散らばっていこうとする現象**です。紅茶や緑茶のティーバックから、色素が広がっていく現象と同じです。

老廃物や水分、電解質、酸は、血液中に溶けて、常に体内に流れていますから、透析膜を間に挟んで、その一方に血液を、反対側に透析液をもってくると、老廃物、不要な電解質、酸は、透析膜を通じて濃度の高いところから低いところへ拡散し、水分は血液と透析液の濃度が同じになるよう、濃度の低いところから高いところへ逆に移動（浸透）します。**この現象を応用して、いらないものを血液中から透析液中に排泄し、必要なものを透析液から血液中に補う**わけです。

秋野　つまり、必要な溶質が透析液から血液中に入り、血液中の老廃物は、透析膜の表面にある小さな穴を通って透析液の方に拡散していくことで除去できる。血液中から取り除かれた老廃物は、透析液によって運ばれていく、ということですね。血球などもも拡散していくのでしょうか。

中元　血球は透析膜の小さな穴を通れないようになっています。

秋野　老廃物が多いと、水分が透析液から血液に移行して老廃物を薄めようとする、すなわち、血液の水分量を増加させようとすることにはならないのでしょうか。

中元　いい質問です。これは後でお話ししましょう。

血液透析液の組成

秋野　そこで透析液の組成が重要となってきますが、どのような組成になっていますか。

中元　血液透析に使用する透析液は、濃い透析液をきれいな水で溶解・希釈して使用します。成分は主に、ナトリウム、カリウム、カルシウム、マグネシウム、クロール、重炭酸（炭酸水素）または酢酸、ブドウ糖です。

腎不全では、血液中のカリウム、マグネシウム、リン濃度が高くなり、カルシウム、炭酸水素濃度が低くなっていますから、通常、透析液は、血液よりカリウム、マグネシウム濃度を低くし、リンは入れないことでこれらを血液から取り除き、カルシウムと重炭酸濃度を高くすることで、血液に補給しているわけです。

ただし、カルシウム濃度に関しては、患者さんが服用している薬剤により、血液中で異常高値を示すことがありますので、その場合は、カルシウム濃度の低い透析液を使用することがあります。また近年、**血管の石灰化**が問題となり、透析液のカルシウム濃度は以前より低めに設定されています。

秋野　１回の透析で、どのくらいの透析液が必要ですか。

中元　透析液は毎分５００mL、３～５時間の透析で総量として90～１５０Ｌですね。それで40～70Ｌの血液が処理されることになります。

秋野　血液と透析液の浸透圧はどちらが高いのでしょうか。

中元　透析液のほうが高くなります。

秋野　それでは老廃物だけでなく水分も血液から透析液に移動していくのではないでしょうか。

中元　そのとおりです。**透析の目的は体内から老廃物と水を抜くことにもあります。**水を除去するには別の機序として限外ろ過が必要です。それは次に説明します。

秋野　わかりました。さて、透析膜の小さな穴よりも大きい老廃物はあるのでしょうか。

中元　大体、血球や必要なタンパク質が血液内に留まり、**余分な水分や老廃物だけが出ていく大きさになっている**と理解していただければいいとは思います。

秋野　透析膜はよくできていますね。

中元　とはいっても、確かに拡散だけでは血管内に残ってしまいやすい大きい老廃物もあります。これも後からお話ししますが、例えば透析アミロイド症といって、アミロイドというタンパク質が体内に蓄積する合併症があります。β_2-マイクログロブリンというタンパク質がアミロイドに変性して沈着するのですが、このβ_2-マイクログロブリンなどは大きな老廃物です。

秋野　大きな老廃物が患者さんの体に与える影響については後でお伺いします。不要な水分や老廃物が透析液に拡散していく仕組みをどう考えればいいでしょうか。

中元　そこで限外ろ過が必要となります。

秋野　圧力を加えたろ過方法ですね。

中元　はい。拡散という物理現象だけでは、血液中の老廃物や水を透析液側へ充分に移動させることは困難です。ダイアライザー内で、血液側（膜の内側）に陽圧をかけるか、透析液側（膜の外側）に陰圧をかけて、水分や余分な塩分を透析液側に移行させるようバランスをとります。

秋野　**拡散と限外ろ過で老廃物と水分を透析液に移動させている**のですね。

中元　そうです。

秋野　圧力だけで必要なタンパク質と不純物を選り分けることは困難なようにも思われるのですが。

中元　そうです。限外ろ過には半透膜が利用されています。アセチルセルロース、ニトロセルロース、塩化ビニルなどの材質を活かして、大きさだけで選別する物理的な

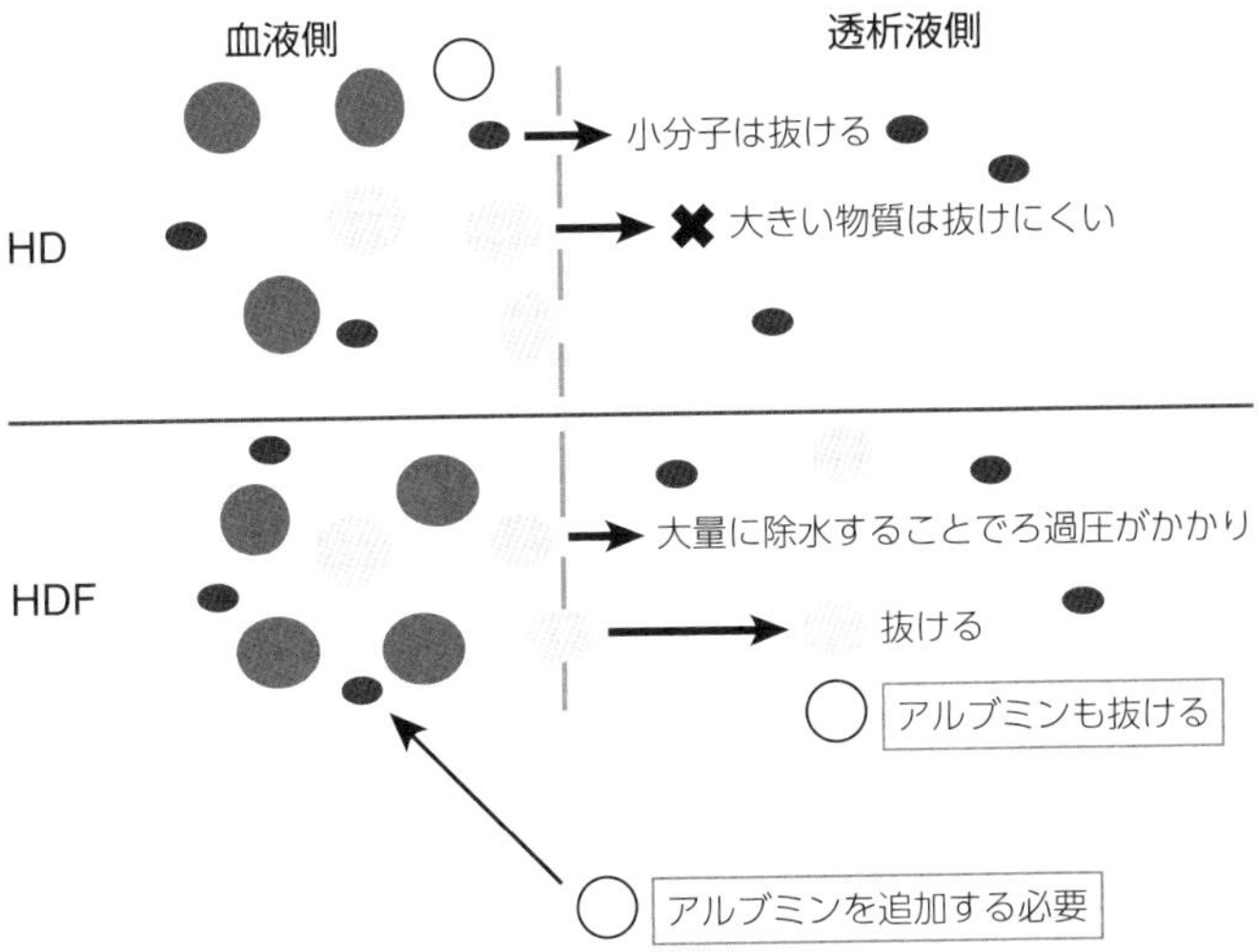

HD と HDF はどう違うのか
HD：血液透析、HDF：血液透析ろ過（hemodiafiltration）

ろ過というよりも、溶質分子量の大きさに対する「分子ふるい」効果に基づいて必要なものを選別する仕組みとなっています。

近年、**β_2-マイクログロブリンのようなタンパク質も除去できる高性能の膜**が開発されました。これはハイパフォーマンスメンブレン（HPM）と呼ばれて、広く使われています。HPMと限外ろ過を組み合わせることで、より効率よくβ_2-マイクログロブリンを除去することができます。

秋野　血液透析に**「拡散」という仕組みと「限外ろ過」という仕組みが組み合わされている**ことが理解でき

ました。

中元　秋野さんが気にしているとおり、大きな老廃物はどうしても除去しにくいのは事実です。そこで「血液透析ろ過（ＨＤＦ）」という方法もあります。

秋野　hemodiafiltration といって、ＨＤＦと略されたかたちで聞いたことがある方もいらっしゃるでしょう。

中元　拡散と限外ろ過に加えて、体液の一部を補充液に置き換えることにより、さらに強力なろ過を行おうとするものです。補充液の水質管理は重要です。

秋野　血液透析ろ過は平成24年度診療報酬改定にて診療上の評価がなされています。人工腎臓の質を高める取り組みについては後からお伺いします。

血液透析の実際

秋野　それでは、血液透析を導入するタイミングについてお伺いします。

中元　慢性腎臓病（ＣＫＤ）のステージ5となってくると様々な症状が出てきます。すなわち糸球体ろ過量（ＧＦＲ）が15mL／分／1・73㎡未満となった時点で保存的治療でも対処できなくなったなら、透析が必要となりますが、実際には尿毒症の症状がなければ透析は行わないことが多いです。しかし**症状がなくともGFRが2mL／分／1・73㎡未満となる前には透析を開始**します。

秋野　血液透析では**手首に内シャントを造設**しますが、どのような目的がありますか。

中元　血液透析を行うには、1分間に200mL以上の血液をダイアライザーに送り込む必要があります。これだけの血液量を確保するためには、血液流量の多い太い血管が必要です。そこで、腕の動脈と静脈を手術でつなぎ合わせることで、静脈の中に勢いのよい動脈血を流れ込むようにして、透析に必要な血液量を確保するのです。これが内シャントです。

内シャントをつくってから、実際に透析で使用できるようになるまでは、手術後2週間程度が必要なことから、手術は計画的に行われます。

秋野　手術は通常、どのくらいの時間がかかりますか。

中元　内シャントは、通常、局所麻酔で行い、1時間ほどで終了します。ただ、皮膚の表面を走行する静脈がなければ、人工血管を用いることになり、全身麻酔で2時間前後の手術になります。

また、内シャントには、狭窄（細くなる）、閉塞（つまる）、瘤の形成（血管のこぶ）、感染などの合併症があり、再手術が必要となる場合もあります。

秋野　どのような手術を行うのでしょう。

中元　経皮的シャント拡張術（ＰＴＡ）を行います。透析シャントが狭くなったり詰まってしまった部分をバルーンカテーテルを用いて拡張します。しかしながらこれまでＰＴＡを繰り返して行う場合に3カ月以内の算定は認められていませんでした。令和2年度診療報酬改定において、初回の除去術「実施後3月以内」に実施する場合も算定できるようになり、ＰＴＡが受けやすくなりました。ただしこれは1回に限ります。

秋野　**血液透析のメリット**はいかがでしょう。

中元　それは、**老廃物や余分な水を一定時間で除去できる**点にあります。また、透析効率、除水効率ともに良好で、後で出てくる腹膜透析と比べると、はるかに強力で、確実に老廃物などを排出することができます。

しかし、腎不全の状態にもよりますが、**一般的には週3回透析を行う施設に通院し、1回3〜5時間かけて行われるため、社会生活に大きな影響を及ぼすというデメリット**があります。

秋野　血液透析の質を上げる目的で、長時間透析、オーバーナイト透析、在宅血液透析といった方法も注目されてきているようですが、それぞれどのような特徴があるのですか。

中元　**長時間透析は、1回6時間以上、週3回を基本とした、週18時間以上の血液透析を行う方法**です。週3回、1回3〜5時間という標準的な血液透析と比べて、緩やかに、より多くの老廃物や余分な水分を取り除くことができるため、高血圧や心機能低下、貧血などの合併症の減少や、食欲の増進、栄養状態の改善などが期待できます。よって、血圧の正常化による降圧剤の減量または中止、ヘモグロビン上昇による造血ホルモン剤の減量、血清リン値の低下によるリン吸着薬の減量といった薬剤投与量の減量が可能であることなどが報告されています。

ただし、この方法は、治療による患者さんの拘束時間がさらに長時間化することや、実施可能な施設が限定されることが、デメリットとして挙げられます。

秋野　オーバーナイト透析、すなわち夜間の透析についてはいかがでしょう。

中元　**オーバーナイト透析は、夜間の睡眠時間を利用して、8時間程度の血液透析を行う方法**です。会社にお勤めの患者さんにとっては、従来の血液透析ではフルタイムで働くことは難しいことでしたが、オーバーナイト透析では、日中の活動に支障をきたすことなく、治療を受けることができます。長時間透析のメリットが最も期待できる透析法といえるでしょう。しかし、オーバーナイト透析が実施可能な施設は、現時点ではまだ限られています。平成30年度改定にて夜間および長時間の透析に対する評価が充実しましたので拡大していくことを期待します。

秋野　**在宅血液透析は、自宅に透析機器を設置して、医師の管理のもと、患者さん自身が血液透析を行う方法**ですね。

中元　患者さんの生活スケジュールに合わせて、好きな時間に透析を行うことができますね。回数も自由に決められますし、頻回透析や隔日透析、長時間透析、オーバーナイト透析など、限られた施設でしか実施されていない透析方法を行うことも可能です。

秋野　通院透析に比べてＱＯＬ（生活の質）が高く、社会復帰をするうえでもいい治療法だといえましょうか。

中元　そうですね。十分な透析量が確保できるため、飲水や食事の制限が緩和されたり、オーバーナイト透析と同様に、貧血、高血圧、血清リン値などが改善され、薬剤投与の減量が可能だったり、透析不足による合併症のリスクが減り、生命予後がよいなどの長所があります。

秋野　ただ、透析前に行う機器の準備や、自己穿刺《せんし》（針を刺す）、返血（血液を体にもどす）、後片付けまでの一連の作業を行うのは大変ではないでしょうか。患者さんご自身だけでなく、介護を必要とする方にとってはご家族などの介助者も、透析の知識や技術の習得が必要になりますね。

中元　日本で、**在宅血液透析を行っている患者さんは、全透析患者の0・2％**です。やはり、ご本人できちんと自己管理ができて、介護者の協力が得られないと難しいかもしれませんね。

それに、自宅における治療スペースの確保が必要ですし、透析機器の設置にかかわる準備費用や、在宅血液透析開始後の水道代や光熱費は、患者さんの自己負担となりますから、金銭的な負担も大きいです。

腹膜透析の導入が遅れた理由

秋野　次に、腹膜透析（ＰＤ）についてお伺いします。

腹膜透析の歴史

1968年	テンコフらが腹膜カテーテルを発表
1976年	モンクリフとポポビッチがCAPDを報告
1980年	日本で腹膜透析が開始される
1981年	腹膜透析の保険適用が認可
2000年	中性透析液が認可
2003年	イコデキストリンが認可
2014年	中性イコデキストリンが認可。重層透析液が認可

中元　日本において、腹膜透析が開始されたのは１９８０年ですが、１９８１年に保険の適用が認められ広く行われるようになり、１９９０年代には９０００人を超えました。１９９０年代以後は、腹膜透析の導入は頭打ち状態でしたが、平成30年度診療報酬改定のおかげで、２０１８年４月末の時点で腹膜透析は１万４８８人でしたが、２０１９年４月には１万９４９人と前年より４６１人も増加しました。

秋野　それまで腹膜透析の推進が進まなかった理由について改めてお伺いします。

中元　１つは、前にもお話ししましたように、これまで**腹膜透析に関する、きちんとした情報が提供されていなかった**ことが挙げられます。

また、**腹膜透析の専門家（医師、看護師）が少ないことや、長期間の継続が困難なこと、**合併症である**被囊性腹膜硬化症（ＥＰＳ）の危険性、医師側の収益性の問題**などがあります。さらに、日本では、血液透析の成績が良好で、どこでも良好な血液透析を受けることが可能ですから、患者さんも「それでよし」としている節もあります。

秋野　確かに、日本の血液透析は医療の進歩と社会保障制度に支えられて、世界一の予後を誇っていますから、生命を守る観点だけでは患者さんやそのご家族も、「血液透析で十分」と考えられているのかもしれませんね。

中元　しかし、患者さんには**「知る権利」と「選ぶ権利」**があります。末期腎不全の患者さんに、腎代替療法の情報提供を行うと、腹膜透析と腎移植の選択率が高くなるというデータもあります。

秋野　平成30年度改定により、状況に応じて腎代替療法を選択できる環境が整えられていくことになります。さらに令和2年度改定にて腹膜透析患者が血液透析を併用する場合の要件が見直されました。

中元　これまで併用する場合は同一施設に限定されていましたが、令和2年度の改定で別施設で行うことも可能となりました。また、腹膜透析患者が他の医療機関で血液透析を受けたときに、腹膜透析を管理している医療機関は「在宅自己腹膜灌流指導管理料」が算定でき、他の医療機関は「人工腎臓」が算定できるようになります。これで腹膜透析患者が他の医療機関で血液透析を受けやすくなると思います。

秋野　治療と就労の両立を後押しすることにもなりそうです。医療者と患者さんが双方向性に情報交換をしながら、治療法を決定していくことが大事ですね。

腹膜透析の位置づけ

中元　**腹膜透析のメリットは、なんといっても患者さんの満足度の高さ**だと思います。在宅治療ですから、学校や仕事への影響が少なく、ＱＯＬ（生活の質）を維持することができます。また、残存腎機能の維持に優れ、心血管系への負荷が少ないことも注目されます。

特に高齢者で残存腎機能がある場合には、少ない透析液量、1日2～3回の少ない交換回数で開始できます。患者さんの状態に合わせて透析液量や交換回数を増やしていきます（インクリメンタルＰＤ）。導入後は患者さんに合わせて透析プログラムを変更すればよいのです。自由度の高い透析方法といえます。

一方、**デメリットとしては、生体膜（腹膜）を使うがゆえに長期間継続が困難であり、腹膜劣化による被嚢性腹膜硬化症（ＥＰＳ）のリスクがある**ということ。それに加えて、血液透析に比べ、**水分や老廃物の除去効率があまりよくない**ことや、**血糖の上昇や糖尿病、脂質系の代謝の増悪など**が挙げられます。

秋野　**腹膜透析は、血液透析に至る前の治療**という位置づけと考えていいですか。

中元　そうですね。保存期腎不全から血液透析を開始する前の数年間、場合によっては8～10年くらいの間、腹膜透析治療を行うというのが一般的です。

腹膜透析の最大の長所を生かすための条件は、**残存腎機能があるときから**腹膜透析を導入することが知られています。

尿毒症症状が出てからの透析導入では、導入後の予後が悪化することから、**尿毒症などの症状が出現する前から余裕をもって透析を始める**ことが必要です。また残存腎機能がある時期には腹膜透析を行い、残存腎機能低下後に血液透析に移行する**PDファースト**がよく知られています。そのためには、**時期を捉えた「早期紹介（腎臓・透析専門医以外の医師から専門医への紹介）」が重要**です。

秋野　**腹膜透析を開始する目安**はありますか。

中元　血液透析を開始する目安よりも早めに、症状がなくとも糸球体ろ過量（GFR）**が6mL／分／1・73㎡未満となる前に開始する**ことを推奨しています。

秋野　慢性腎臓病（ＣＫＤ）の患者さんを診る機会がある医師の診療科は多岐にわたっています。いつの時点で透析専門医に紹介するのが一番いいのかは、それぞれの患者さんがもっている原疾患や合併症、年齢や家族構成によっても違ってきますよね。

中元　そういう難しさもあって、早期紹介がなかなかうまくいかないということはありますね。

秋野　連携が大事になってきますね。

腹膜透析の原理

秋野　**腹膜透析の大きな特徴は、腹膜という生体膜を利用すること**だとおっしゃいましたが、腹膜をどのように用いて透析が行われるのですか。

中元　ご承知のとおり、腹膜は、肝臓や胃、腸管など、内臓を覆っている薄い半透明の膜で、全体を広げるとその表面積は１・７～２・０㎡で、ほぼ体表面積と同じ広さがあります。これを透析膜として使うわけです。

腹膜は、表層にある１層の中皮細胞と深部には結合組織層である間質から構成されています。

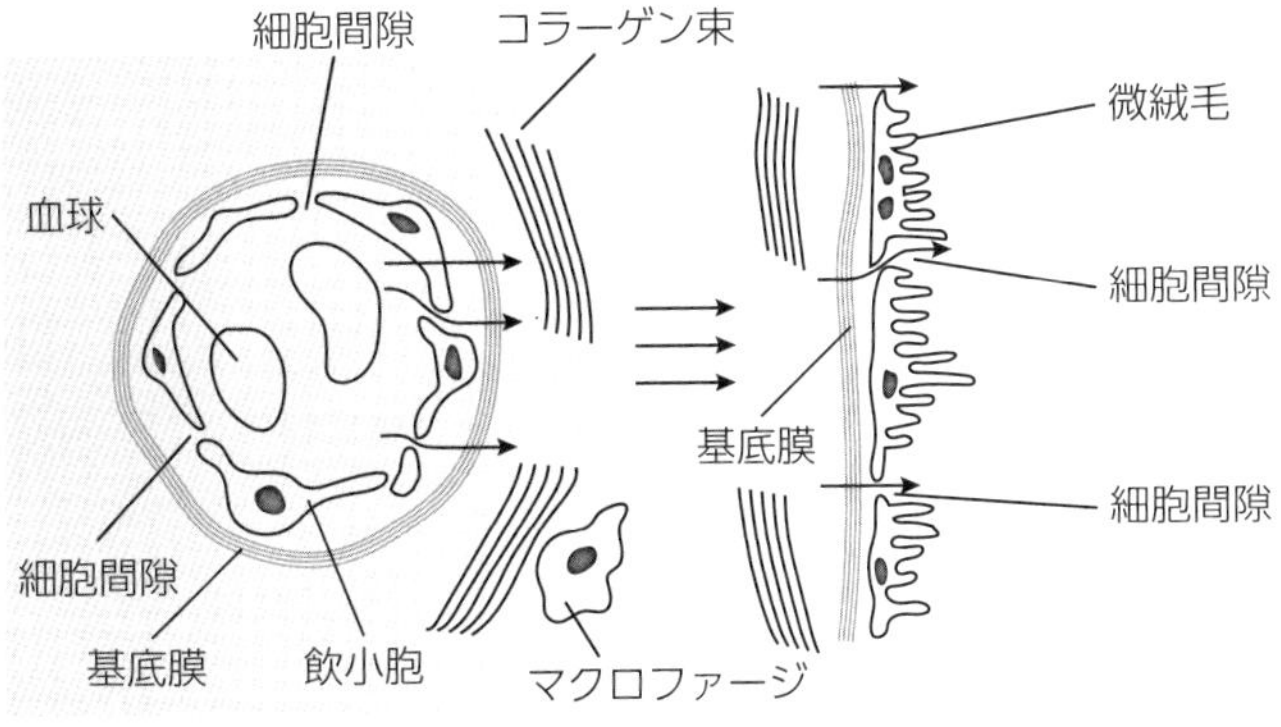

腹膜の構造

秋野　腸管に面する中皮細胞は、すなわち透析液と面することになります。中皮細胞と間質は基底膜により分けられて、間質内に血管がありますね。ダイアライザーに似ているというと変ですが。

中元　はい。腹膜の表面には、すなわち間質のところに毛細血管が網の目のように走っています。この毛細血管を流れる血液と透析液の濃度差で、血液中の老廃物や不要な電解質が、透析液の中へ移動（拡散）し、また透析液と血液の浸透圧の差で、体の余分な水分を除去します。

秋野　透析膜にあたる小さな穴に当たるのが毛細血管の内皮細胞と内皮細胞の間、そして腹膜表面の中皮細胞と中皮細胞の間になりますか。

中元　そうですね。主として小さな分子量の物質が移動するのは、毛細血管の内皮細胞の間隙を通ってということになります。

秋野　大きな物質はいかがでしょう。

中元　小分子量物質および大分子量物質や電荷の影響を受ける電解質は、毛細血管の内皮細胞を貫通することになります。

秋野　血管内皮細胞との親和性が重要となるのですね。

中元　そうですね。さらに、大分子量物質が移動する経路として細胞内に形成される小胞が飲み込む物質を形質膜が取り囲んで、陥入させて細胞内に取り込み、「シャトル転送」という他方の側の細胞境界に達すると吐出《としゅつ》するというものです。

秋野　水の動きをどのように考えたらよろしいでしょうか。

中元　先ほど説明した腹膜の血管内皮細胞には、水と溶質の移動を可能とする3種類の孔があるとする「Three pore model」を紹介しましょう。まず、1つ目の孔は細胞膜にあいた半径0・6㎚より小さい孔で水のみを通過させるとするものです。

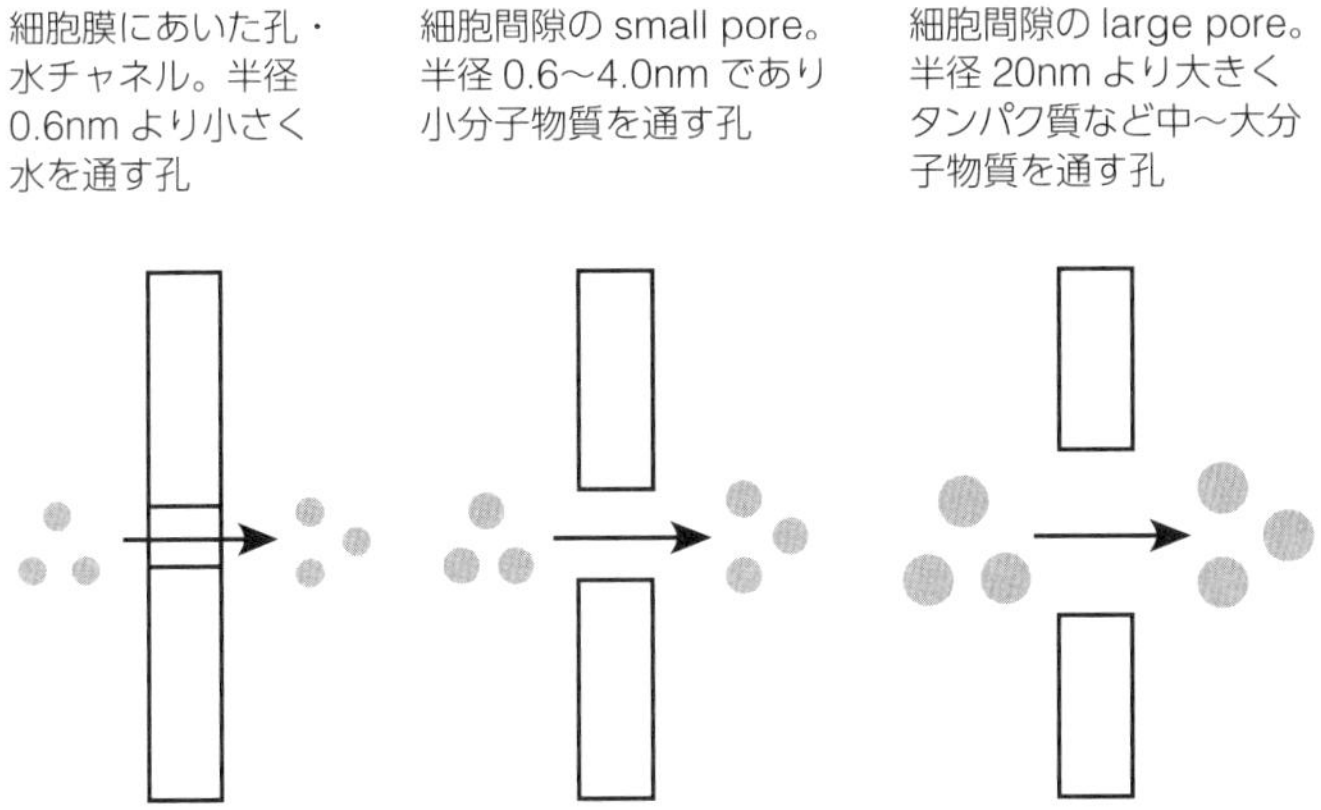
細胞膜にあいた孔・水チャネル。半径0.6nmより小さく水を通す孔
細胞間隙のsmall pore。半径0.6～4.0nmであり小分子物質を通す孔
細胞間隙のlarge pore。半径20nmより大きくタンパク質など中～大分子物質を通す孔

腹膜透析の物質と水の移動モデル(Three pore model)[3)]

秋野　水チャネル（アクアポリン）ですね。

中元　そうです。１日１８０Ｌの水を代謝する重要なものです。

２つ目の孔は血管内皮細胞の間隙にある半径０・６～４・０nmのsmall poreで、尿素、ナトリウム、カリウム、クレアチニンを水に溶かし通過させるとするものです。

そして、３つ目の孔が同じく細胞間隙にある半径20・０nm以上のlarge poreで、タンパク質のような大きい分子を通過させるとするものです。

３つの毛細血管孔の理論的サイズの観点から、毛細血管床を通る溶質と水の輸送を説明してみました。

秋野　腹膜透析における腹膜の役割を詳細に

教えていただきましたが、**腹腔に透析液を入れ、一定時間留めておいて、その間に、腹膜の毛細血管内皮細胞の様々な機能を駆使して、透析液側に老廃物を移動させ、その後に排液する**ということですね。血液透析のような圧力をかける仕組みは当然のことながらありませんね。

中元　ないと考えてください。ですから**残存腎機能を生かしながら緩やかに血液を浄化することが主目的**となります。血液透析よりも体（特に心血管系）への負担が少なく、透析液にカリウムが含まれていないので、カリウム除去に優れています。

秋野　血液透析に用いる透析液はカリウム濃度を低くしているとのことでしたが、腹膜透析に用いる透析液にはカリウムは含まれていないのですね。

中元　はい。血液透析の透析液には2mEq／Lくらいのカリウムが含まれています。

秋野　血液透析のところでお伺いするべきでしたが、透析の効率を上げるために、血液透析の透析液のカリウム濃度をさらに下げることはできないのでしょうか。

中元　はい。高カリウム血症も心配なのですが、逆に低カリウム血症にも気をつけなくてはなりません。低カリウム血症により心血管系に影響を与え、不整脈などの症状を起こしてしまうことがあります。そのため血中カリウム値が致死的にならないように2mEq／Lほど入れているのです。

秋野　腎代替療法の工夫を理解することができます。

中元　腹膜透析は緩やかな透析であることから、血中カリウム値の急速な変化もありません。

秋野　さらに腹膜透析については、果物やイモ類などの厳格なカリウム摂取の制限は不要ということになります。

腹膜透析の実際

秋野　さて、透析液を出し入れするためには、**カテーテル（チューブ）を腹部に埋め込む**わけですよね。

中元　そうです、**1時間くらいの簡単な手術**ですみます。体の外に出るカテーテルの部分はわずかですから、普段の生活の妨げにはなりませんが、感染症には留意が必要です。

秋野　透析液を腹腔から廃液して、新しい液を注入するバッグ交換は、1日何回行うのですか。

中元　１日３〜５回です。従来は、２Ｌバッグの１日４回の交換でしたが、今は、少量の透析液で、低頻度のバッグ交換で始め、尿量や残存腎機能に合わせて、透析量、回数を増やす方法（インクリメンタルＰＤ）を採用する施設が多くなっています。

秋野　バッグ交換は、簡単に行えますか。

中元　１回のバッグ交換にかかる時間は30分ほどで、**朝、昼、夕方、就寝前など、生活のリズムに合わせて、患者さんご本人やご家族（介助者）が行う**ことになります。特別に難しいことではありませんから、医療スタッフの指導を受ければ、誰でも行えます。

これは連続携行式腹膜透析（ＣＡＰＤ）という方法ですが、もう１つ自動腹膜透析（ＡＰＤ）という方法もあります。**ＡＰＤは、主に寝ている時間を利用して、自動的に透析液の交換を行う方法**で、日中の自由時間をより多く確保するために開発されました。

秋野　ＡＰＤは、どのような患者さんに適していますか。

中元　**ＡＰＤは先進国を中心に普及**していて、**夜間間欠式腹膜透析（ＮＩＰＤ）と持続周期的腹膜透析（ＣＣＰＤ）という2つの方法**があります。

ＮＩＰＤは、サイクラー（自動腹膜透析装置）を用いて、夜間のみ3～6回の透析液交換を行う方法で、ヘルニアや透析液の滲出、腰痛などの合併症がある患者さんや、ＣＡＰＤで日中の腹部膨満感の強い患者さんに適しています。

ＣＣＰＤは、ＮＩＰＤに日中の透析液貯留を加えた方法です。最も大きな透析量が得られ、残存腎機能低下に伴い、小分子の除去が不十分となった患者さんに用いられます。

秋野　腹膜透析に用いる透析液についてカリウム以外の成分は、血液透析と同様ですか。

中元　いいえ、同じではありません。先ほども申し上げましたが、血液透析液にはカリウムが含まれているのに対して、腹膜透析液には含まれていません。アルカリ化剤として血液透析液では重炭酸または酢酸が用いられているのに対して、腹膜透析液では主に乳酸が用いられています。

近年、重炭酸と乳酸を合わせて使用する新しい腹膜透析液も使用できるようになりました。また、腹膜透析液は限外ろ過を得るための浸透圧物質として、高濃度のブドウ糖やイコデキストリン（トウモロコシデンプン由来の物質）が添加されています。

初期の腹膜透析液は、ブドウ糖の分解を抑えるために酸性になっていたり、加熱滅菌することで、体に有害な物質が産生されるなど、様々な問題点がありましたが、科学技術の進歩によって、今日では中性透析液が中心となり、刺激性の強いものは、日本では使われていません。その結果、**腹膜透析は長期に行うことが可能な透析方法になってきている**といえます。

腹膜透析の限界

秋野　腹膜が劣化する以外にも課題はありますね。腹膜透析の透析量は、残存腎機能に大きく依存していますから、残存腎機能が消失してしまうと、腹膜透析単独では至適な透析量を達成することは困難でしょうか。

中元　バッグの交換回数や透析液量を増やす、ブドウ糖濃度を上げることも考えられますが、やはり血液透析を併用する、血液透析に移行することになり、**療法の変更・中止時期の見極めが重要**となります。

そのためにも**腹膜の状態を把握することが重要で、定期的（半年～1年）に「腹膜平衡試験（PET）」を受ける必要があります**。

このPETは、透過性の高い順に「High」、「High Average」、「Low Average」、「Low」

の4段階に分類し、残存腎機能に関係なく腹膜の透過性を判定することができます。そして、例えば、腹膜クレアチニン透過率が経時的に上昇し、「High」が12カ月以上続く例では、高度の腹膜の劣化が進行していると判断して、腹膜透析の中止を検討します。また、「非High」であっても、定期検査でPET値が経時的に上昇を示す場合は、その推移を慎重に観察し、Highに移行するようなら、計画的な中止を検討します。

腹膜透析患者の中には、腹膜透析から血液透析に完全に移行することに抵抗を感じる方もいらっしゃいますが、そういう場合は1つの手段として、比較的受け入れやすい「**腹膜透析+血液透析併用療法**」が考えられます。

この併用療法は、一般的には腹膜透析を週に5回行って、血液透析を週1回、後の1日は何もしない、という方法ですが、血液透析の回数は週1回のパターンだけでなく、2週に1回や週に2回以上など、人によって違います。また、併用療法は、血液透析の日と何もしない日は、お腹に透析液を入れませんから、腹膜の休息になり、腹膜機能保護にもつながります。血液透析と腹膜透析の併用療法はこれまで同一の施設で受けなくてはならなかったのですが、令和2年度診療報酬改定において、腹膜透析患者が他の医療機関で血液透析を受けることができるようになりました。

秋野　改めて、患者さんが仕事と治療を両立するために大きな後押しとなります。さて、ＰＥＴには標準法と簡便法（Fast PET）がありますが、どう違うのですか。

中元　標準法は全操作を医療スタッフの管理下で行うため、試験結果に信頼性がありますが、患者さんは4時間も病院に釘付けされることになります。

一方、Fast PETは、自宅で患者さん自身が透析液を腹腔に貯留し、4時間後に来院し排液をするだけでいいのです。しかし、医療スタッフの管理外での操作ですから、操作手順に誤りがあると、データの信頼性がなくなるという欠点もあります。また、標準法は透析液貯留0時間、2時間、4時間の排液サンプルからクレアチニン値を測定しますが、Fast PETは4時間後のクレアチニン値しかわかりません。言い換えれば、4時間後だけでおおよそ予測がつく、ということでもあるのですが。

秋野　今の中元理事長のお話で、腹膜透析では、腹膜の状態が大事だということが、よくわかりました。そのためにはＰＥＴによる評価を定期的に行うことが重要だということも、よくわかりました。

腎移植の実際

秋野　腎移植についてお伺いします。

中元　腎移植には、お亡くなりになられた方や脳死と判定された方から腎臓の提供を受ける「**献腎移植**」と夫婦間などで2つの腎臓のうち1つの提供を受ける「**生体腎移植**」の2種類があります。

秋野　それぞれ、ドナー（腎臓を提供する人）とレシピエント（腎臓の提供を受ける人）が受ける手術があります。まずドナーが受ける手術についてお伺いします。左右どちらの腎臓を摘出するかは、どう決めるのでしょうか。

中元　解剖学的な理由から、左の腎臓を摘出するのが一般的ですが、事前に行う腎機能検査や各種検査の結果を考慮して機能のよいほうをドナーに残します。

秋野　手術についてお伺いします。

中元　手術は全身麻酔下で開腹手術、現状では**内視鏡手術が主流**となっていますが、手術中の出血などで内視鏡手術の続行が難しくなった場合は、安全を最優先して開腹手術に変更することもあります。

秋野　次にレシピエントの手術方法をお伺いします。
中元　ドナーから提供された腎臓は、右下の下腹部に移植しますが、腹腔内ではなく腹膜の外側の後腹膜腔に移植します。
秋野　これはどういう意味があるのでしょうか。
中元　手術においては腎動脈を内腸骨動脈に、腎静脈を外腸骨静脈に、尿管を膀胱につなぐことになりますが、解剖学的に右腎だと、腎静脈が短いため、静脈血栓が起こりやすくなります。
秋野　解剖学的に静脈は右腎より左腎のほうが長いのですね。
中元　はい。従って左腎を使用します。後腹膜腔に移植する理由は、腹腔内であれば移植された腎臓が固定されないことから捻じれたり、癒着などにて腸閉塞などの合併症が起こることがあるためです。
秋野　機能していない元の腎臓は摘出するのでしょうか。
中元　ほとんどの場合はそのまま残します。手術時間は4～5時間と聞いています。
秋野　尿はいつから出はじめますか。
中元　生体腎移植や脳死下腎提供の場合は、手術の最中に尿が出はじめます。心停止下腎提供の場合は阻血時間（臓器の血流が止まってから臓器を移植して血流が再開するまでの時間）の影響があり、多くの場合は移植後数日してから徐々に尿量が増加しはじめますので、透析療法の必要がない十分な尿量が得られるまでには1〜2週間かかります。

術後から免疫抑制剤の調整や全身状態の管理を続け、移植腎機能が安定して、服薬などの自己管理ができるようになれば退院となります。入院期間は施設によって異なり、術後2〜6週間程度となっています。

秋野　**腎移植は安全で確立した医療**といえますね。

中元　はい。あえて申し上げますが、慢性腎不全患者さんに手術に伴う合併症のリスクがないわけではありません。

わが国でもこれまで約2万人を超える腎摘出手術の中でドナーの死亡事例が報告されています。腎臓が1つになることで、ドナーの腎機能は提供前の約70〜75％となりますが、その後はほとんど変化せず、ドナーの方に透析や移植が必要となることはまれです。しかし、腎臓提供後に高血圧やタンパク尿が認められることや肥満となる傾向もあり、また心臓病や慢性腎臓病（ＣＫＤ）へと進行することもあるので、提供後は長期間にわたって定期的に外来受診を続けてください。最高の贈り物をしてくださるドナーの皆様だからこそ、術前も術後も、治療が必要な疾患がある場合は治療を受けていただくように念願します。

腎移植の効果

秋野　腎移植の効果についてお願いします。

中元　腎移植は末期腎不全の根治治療であり、移植が成功すると**「移植腎」によって、健常な腎機能の60～80％が維持できて、透析を行っていたときの合併症のほとんどが改善**します。実をいいますと、健常腎の力が糸球体ろ過量（ＧＦＲ）１００なら、透析の力はせいぜいＧＦＲ５程度です。それを考えると、腎移植はもっと積極的に行われるべきですね。

秋野　しかし、日本では移植を希望する患者さんの数に比べ、実際に移植が行われる方の数がまだ少ないという印象がありますが、どのくらいの方が腎移植を行っているのですか。

中元　先ほども申し上げましたが、腎移植には、血縁者あるいは非血縁者から２つの腎臓のうち1つの提供を受ける「生体腎移植」と、脳死や心臓死になられた方から腎臓の提供を受ける「献腎移植」があります。

前述しましたように、2018年12月末時点の全国の慢性透析患者さんの数は33万9841人でした。一方、2018年に腎移植を受けた方は1855人。そのうち1673人が生体腎移植で、残りの182人が献腎移植でした。2018年12月末現在、日本臓器移植ネットワークへの献腎移植希望の登録者数は1万2688人ですから、年間1・4％弱の人しか献腎移植を受けられていないことになります（日本臓器移植ネットワーク）。

過去に臓器移植登録を行った方は累計で4万4996人ですが、このうち、臓器移植登録を取り消した人は2万9968人にものぼるのです。献腎移植を受けた方は4012人、生体移植を受けた方は3004人と少なく、亡くなった人は4312人。**腎移植を待っている人よりあきらめた人が多い**ことはとても残念な状況です。

秋野　ここにもわが国における献腎移植と生体腎移植のバランスの悪さを感じます。

中元　はい。これでも平成30年度診療報酬改定にて上げ止まっていた生体腎移植の数は2017年末と比較して129例も増えているのですが、献腎移植の数は減少し、

２００８年と比較して約１／３となっています。しかし、世界的には献腎移植が中心となっています。生体腎移植には健康な第三者を傷つけて行われる側面があります。絶対的にドナーが不足しているわが国としては、生体腎移植という選択肢を大切にしながらも、献腎移植こそ強力に推進していくべきでしょう。

秋野　献血や骨髄提供も個人と社会に対する普及啓発が不断に行われており、提供者のまごころを前提とすることは共通であっても、献腎は提供者の「死」という最大の悲しみの中で行われます。

中元　一人一人が臓器提供を身近な問題として捉えることができるか。社会はその尊い決断を支えることができるか。国民的な議論が求められています。

秋野　普及啓発に終わりはありません。さて、腎移植の成績はいかがでしょう。

中元　近年、**移植医療技術や免疫抑制剤などの医薬品が進歩したことで、腎移植の成績は飛躍的に向上**しています。

腎移植では、移植した腎臓が機能している期間をあらわす「生着率」と、移植手術後に患者さんが生存している「生存率」を成績の指標としているのですが、２０００年以降、生着率、生存率ともに大きく向上しています（日本移植学会「２０１７臓器移植ファクトブック」)。

秋野　どういう人がレシピエント（腎臓の提供を受ける人）の適応となりますか。

中元　透析治療を受けている方が適応ですが、**最近では透析を経ずに生体腎移植を行う「先行的腎移植」が増えています**。これは「透析治療開始前に腎移植を行ったほうが、透析治療を行ってから移植するよりも、移植後の成績がよい」という臨床研究報告を反映していると考えられます。
年齢は70歳くらいまでが安全ですが、これは患者さんの体の状態をみて、ということになります。コントロールできていない糖尿病や高血圧などの重い合併症がなければ、70歳以上でも移植可能です。

秋野　**夫婦間腎移植が増えてきた**そうですが。

中元　日本では、非血縁者間移植は3親等以内の姻族に限られていますので、以前もそのほとんどが夫婦間腎移植でした。ただし、夫婦はもともと他人ですから、組織適合性が大きく異なっている場合が多く、拒絶反応が起こりやすいという問題がありました。しかし、最近では、免疫抑制剤の進歩によって、血縁者間の移植と同じくらいの移植成績を得られるようになりました。また、以前は、ドナーからレシピエントに輸血が

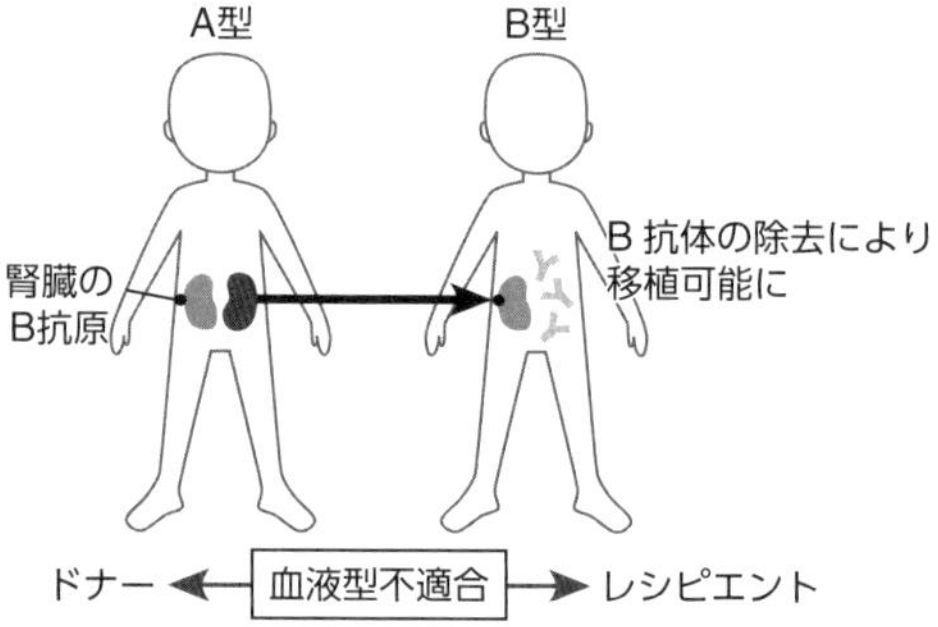

血液型不適合の腎移植も可能

できない「ABO血液型不適合」の腎移植は、ほとんど行われることはありませんでしたが、これも術後の拒絶反応を抑えることができるようになり、成績も血液型適合移植と遜色がないくらい向上しています。

秋野　**生体腎移植**のドナーの適応について教えてください。

中元　日本移植学会、日本臨床腎移植学会による生体腎移植のドナーガイドラインでは、ドナーの適応基準として「腎臓を提供したドナーが、提供後も長期間にわたり、腎機能や健康状態に支障なく、生涯にわたり末期腎不全に至らないと予想される状態であることを基準条件とする」としています。また、年齢は日本移植学会のガイドラインでは、80歳までが適応となっています。

ですから、まずは、現在の腎機能を検査する必要があります。つまり、片方の腎臓を提供しても、その後何十年も、残り1つの腎臓で大丈夫かという確認が必要です。ちなみに、腎機能、特に腎臓の予備力がどのくらいあるかを正確に検査する方法としては「イヌリン・クリアランス法」というのがあり、これは健康保険の適用にもなっています。

秋野　**献腎移植**は、脳死または心停止後の方で、生前に書面で本人の臓器提供の意思がある場合、あるいは本人の意思が不明な場合でも、ご家族の承諾がある方から、臓器提供されるわけですが、レシピエントの選択基準はどのようなものですか。

中元　血液型、HLA型適合度、提供施設と移植施設の所在地、待機期間などが考慮され選ばれますが、その際、16歳未満の小児待機者には14点が、16歳以上20歳未満には12点が加算され、これらの合計ポイントが高い順に優先されます。また、臓器移植法の改定で、臓器移植提供者が、自分の親族へ優先的に提供を指定することもできるようになりました。

秋野　献腎移植においても、先行的腎移植のケースはあるのですか。

中元　日本では、これまで先行的腎移植の希望申請はごく少数でした。しかし、先ほどお話ししましたように、先行的腎移植は生着率や生存率において優れているとされていますから、今後、希望者が増える可能性はあると思います。

そうしたことも踏まえて、以前は明確な申請受理の基準がありませんでしたが、日本腎臓学会、日本移植学会、日本透析医学会、日本臨床腎移植学会、日本小児科学会の5学会が協議を重ね、２０１３年10月に先行的腎移植の登録基準を変更したという経緯があります。

秋野　また、献腎移植など心停止後の臓器移植では、臓器提供を行う医療機関の負担が大きく、臓器提供医療機関の声を厚生労働省に届けました。

中元　臓器提供医療機関においては、患者家族への説明、関係者との調整、ドナーの全身管理を続けることは家族にも医療従事者にも大きな負担となっており、令和2年度改定において、献腎移植の場合は、移植臓器提供加算として５万５０００点を所定点数に加算できるようになりました。

秋野　生体腎移植、献腎移植にかかわらず、今後は腎移植がもっと注目されるようになることは確かですね。

中元　秋野さんの２０１６年の参議院本会議質疑で国はとうとう腎移植がＱＯＬ（生

活の質）を向上させるだけでなく、経済学的観点からも財政上の効果がある主旨の答弁をされました。**ＱＯＬを上げてかつ透析にかかる医療費を削減することを両立できるのは腎移植**です。

秋野　こうしたことをきちんと知ったうえで、**患者さんには、自分に合った治療法を選んでいただきたい**ですね。

透析療法の現状と療法選択

秋野　これまで中元理事長には腎代替療法について様々な選択肢を示していただきました。

中元　今後、透析にかかわる関係学会と力を合わせて、わが国において適時適切な療法選択が行われるよう力を尽くしたいと思います。確かに、日本においては腎移植件数も少ないですし、透析では血液透析の患者さんが報酬改定前の２０１６年12月末時点で97・３％も占めていました（日本透析医学会統計調査報告書）。しかし、これはお話ししましたように、腎臓病が進行した患者さんが腎代替療法を選択するにあたって、十分な説明を受けていないことが要因の１つです。

末期腎不全に対する治療手段の比較[4)]

比較の観点	血液透析	腹膜透析	腎移植
必要な薬剤	貧血、骨代謝異常、高血圧などに対する薬剤		免疫抑制剤とその副作用に対する薬剤
生活の制約	多い(週3回、1回4時間程度の通院治療)	やや多い(自宅での透析液交換など)	ほとんどない
食事・飲水の制限	多い(タンパク、水、塩分、カリウム、リン)	やや多い(水、塩分、リン)	少ない
手術の内容	バスキュラーアクセス(シャント)(小手術、局所麻酔)	腹膜透析カテーテル挿入(中規模手術)	腎移植術(大規模手術、全身麻酔)
通院回数	週に3回	月に1〜2回程度	移植後の1年以降は月に1回
感染の注意	必要	必要	重要
その他	日本で最も実績のある治療法	血液透析に比べて自由度が高い	透析による束縛がない

- 末期腎不全の治療手段は、医学的条件だけでなく、ライフスタイルや年齢、性格なども考慮して治療法を選ぶ必要がある
- 腹膜透析は血液透析と比較して、生活の制約や食事・飲水の制限が少なく、自由度が高い

秋野　治療法の選択にあたっては、以前は医師主導で意思決定がなされていたことが多かったのですが、時代とともに医療者による説明に対して患者が同意する「インフォームド・コンセント」が定着しました。

中元　さらにインフォームド・コンセントだけでなく、秋野さんの力も借りて平成30年度診療報酬改定のおかげで**治療法の選択の際に、医療者と患者さんの双方が、お互いの情報を共有し、意見を出し**

合って意思決定をする共同意思決定（shared decision making：ＳＤＭ）**という手法を推進**していきました。腎代替療法の選択においても、こうした意思決定はとても重要なのです。

秋野　それぞれの腎代替療法に秀でたところがありますし、腎代替療法とは長くお付き合いいただくことになります。その意味では医学的な情報に加えて、患者さんの価値観やライフスタイルの情報も主治医と共有することは、最善の選択をするうえで非常に大事です。

患者さん自身がこの治療法が最適だと思っても、医学的には好ましくない場合もありますし、逆に医療者の立場から最適と考える選択が、患者さんのライフスタイルに合わない場合もあったはずです。ＳＤＭを推進して、適時適切な療法選択が行われることが必要ですね。

ほかにも血液透析が多くなってしまった理由はありますか。

中元　はい。１つは、過去に国主導で、血液透析の普及が行われたことが挙げられます。

秋野　どこでも等しく透析を受けることができる仕組みを整えようとしたのですね。

中元　その結果、血液透析が保険制度に導入され、**慢性腎不全の治療イコール血液透析という考えが国民に定着**してしまいました。その結果、現状では血液透析は7割が一般病院で行われるくらいに質の均てん化が達成されましたが、血液透析だけしか行っていない施設が多いということにもなってしまいました。

さらに、日本の透析機器の開発技術と診断・治療技術は、世界トップクラスで、治療成績が世界一と良好であることも挙げられます。最近のデータでは、日本の透析患者は世界で一番高齢であるにもかかわらず、世界で一番生活能力が高いことも示されています。これは日本の透析の質が世界で一番優れていることを示すものです。

日本は現在、世界一の透析大国となっていて、多くの患者さんが透析をしながら、社会の一線で活躍されています。このことは血液透析に偏重していると指摘をされても、世界に誇るべきことだと私は思っています。

血液透析の合併症

秋野　しかしながら、腎代替療法が長期化や高齢化という課題に直面するようになってきました。

中元　はい。秋野さんが先に取り組んだ下肢末梢動脈疾患や足病など合併症の問題です。これからは世界に誇る透析の質をさらに上げて重症化予防に取り組むことがより重要となってきたのです。

合併症の発症を防ぐことは可能と考えます。それには、患者さんやそのご家族が、どのような合併症が起こるかを理解しておくことが大切です。

秋野　血液透析と腹膜透析では、合併症も異なりますか。

中元　透析の仕組みが違いますから、それぞれ特徴があります。

秋野　では、血液透析の合併症には、どのようなものがあるのでしょうか。

中元　まず、短期的なものからお話ししましょう。体が透析にまだ慣れていない短期的な合併症としては、透析導入期によくみられる「透析不均衡症候群」が挙げられます。

主な症状は、頭痛、吐き気、嘔吐、脱力感、血圧低下や足のつり（筋肉のけいれん）などで、透析中から透析終了後12時間以内に起こります。

秋野　原因は何でしょう。

中元　まだ完全には明らかになっていないのですが、細胞内外に不均衡がみられることが大きな原因と考えられています。

血液透析は、血液から老廃物を除去する仕組みですので、細胞外液に溜まっている物質はすみやかに除かれるのですが、細胞内液に蓄積している物質は、いったん細胞から外に出て、血管内に移動したものが除去されることになります。

秋野　**細胞内の老廃物を直接除去することはできない**ということでしたね。

中元　はい。細胞外液と同じように、「すみやか」とはいかないのです。このことから、細胞外の老廃物は除去されているが、細胞内の老廃物はまだ溜まっている、という状態が起きてしまいます。

その結果、細胞内の浸透圧が高く、細胞外が低いという不均衡が生じてしまい、細胞内に水分が移動して細胞が膨張してきます。

秋野　これが脳で起きると、頭蓋内という閉鎖空間内で脳細胞が膨張できずに、脳の細胞内圧が上昇して前出の症状が出現するということでしょうか。

中元　脳の細胞内圧が急激に変化するということだろうと思います。だから、**体が透析に慣れていけば、症状は徐々に起こりにくくなります**。透析不均衡症候群は、透析導入期に透析を短時間で連日行うようにすることで予防できます。また、維持期では水分や塩分、タンパク質の制限を守り、緩やかな透析を行うことや、透析時間を長くすることで防げます。

私たちは秋野さんの働きかけで平成30年度診療報酬改定で夜間・休日の透析や長時間の透析に対する評価が充実した意義は、このような合併症から患者を守ることにつながると考えています。

秋野　循環器系や骨代謝にかかわる合併症もありますね。

中元　はい。透析を導入して早い時期から高血圧がみられます。主な原因は、水分や塩分を摂り過ぎると、透析を行っても十分に排泄されない場合に体液量（血液量）が増えるためです。頭痛、イライラ、吐き気、不眠などの症状が現れます。

秋野　高血圧が長く続くと、全身の動脈硬化、脳卒中をはじめとする脳血管障害、さらに心不全や心筋梗塞などの循環器の合併症の発症率が急激に高くなります。また、動脈硬化による高血圧性網膜症など視力障害のリスクも高くなりますね。

中元　はい。特に、透析患者さんの場合、リンやカルシウムの代謝バランスが崩れた結果、血管の中膜に石灰化が起こり、血管内膜の動脈硬化と合わせて血管の劣化が進みます。リンやカルシウムの代謝バランスが崩れると、**二次性副甲状腺機能亢進症**という合併症を引き起こします。二次性副甲状腺機能亢進症を合併すると全身の動脈硬化はさらに促進し、骨折の危険性も高まります。

秋野　透析患者においては、**下肢末梢動脈疾患**から下肢切断に至る割合は約４％となっています。一方で、体液量の減少による低血圧もあるのでしょうか。

中元　発生頻度の高い合併症です。おっしゃるとおりに、原因は、低栄養や糖尿病などの状況で、透析による除水が行われる結果、体を循環する血液量が減少するからです。特に血管収縮能が低下したり、心機能障害を有する患者さんでは、容易に血圧の低下が起こります。症状としては、あくび、吐き気、嘔吐、頭痛、動悸、冷や汗などがみられます。

対策としては、ドライウェイトを上げる、透析時の除水量を少なくすることですが、バランスのよい食事を摂ることで透析間の体重増加を減らすことが重要です。必要なら低血圧治療薬を使用します。

秋野　**ドライウェイトというのは、適切に水分バランスがとれているときの体重**ですね。ドライウェイトは、どのように設定するのですか。

中元　腎臓の働きが正常であれば、余分な水分は尿になって排出されますから、体重計にのれば本当の体重が確認できます。しかし、尿が十分に出ない透析患者さんの体重は、透析いかんで大きく変動するのです。そこで、ドライウェイトを設定するわけです。

ドライウェイトの設定は、体にむくみ（浮腫）がないか、血圧が適正にコントロールされているか、胸部レントゲンで心臓が腫《は》れていないか、胸に水が溜まっていないかなど、体の状態を総合的にみながら行います。このドライウェイトを目標に、透析によって除水するわけです。

秋野　ドライウェイトは、そのときの体の状態によって変化するのでしょうか。

中元　そのとおりです。体調が悪くて、食欲不振で体が痩せてきたら、ドライウェイトを下げて設定しなくてはいけませんし、逆に、食欲が旺盛になってくると、ドライウェイトを上げる必要が出てきます。

秋野　運動による筋肉量の増加や過食による体重増加などの影響をどのようにドライウエイトに反映させればよろしいでしょうか。

中元　おっしゃるとおりで本当の体重は食事量などによって変わりますから、例えば本当の体重が減っているにもかかわらず、ドライウェイトをそのままにして透析を行うと溢水《いっすい》状態となって、心不全などの原因になります。そのため、少なくとも月に1度はドライウェイトの見直しをする必要があります。

秋野　ここにも**定期的に通院する意義**があります。ところで、慢性腎臓病（CKD）が進行して、腎臓でつくられているホルモンであるエリスロポエチンの分泌が低下すると、腎性貧血を発症します。腎性貧血により、心臓がより多くの赤血球を送り出そうとして、心不全につながることもありますか。

中元　はい。腎性貧血は、全身の組織が低酸素状態となって心腎貧血症候群といって、心不全と腎不全と貧血がお互いに悪循環を引き起こします。CKDも進行します。1990年以後使用できるようになったエリスロポエチン製剤や鉄剤の注射などで、貧血は大きく改善しました。さらに2019年より使用が認められた低酸素誘導因子-プロリン水酸化酵素（HIF-PHD）阻害薬を内服することで内因性のエリスロポエチンを増加させて、血液透析患者はヘモグロビン値を10～12g／dL、腹膜透析患者は11～13g／dLを目標にコントロールすることが可能ですが、この点はまた後で改めて説明します。何よりも十分な透析を行い、栄養を十分摂って、適度に運動することも忘れてはなりません。

秋野　カルシウムやリンの代謝がうまくいかなくなって、血管の中膜に石灰化が起こることについては先にご説明をいただきましたが、骨についてはいかがでしょう。

中元　骨がもろくなる理由は、まず①腎臓の機能が低下すると、食物からカルシウムを吸収するために必要な活性型ビタミンDが不足し、カルシウムの吸収が不十分になります。このときに血液中のカルシウムも減少します。

また②腎臓には血液中の不要なリンを尿中に排泄する働きがありますが、腎臓の機能が低下すると不要なリンを尿中に排出できなくなります。このときには血液中のリンが増加します。

そのような状況で③血液中のカルシウムが減少し、リンが増加すると、パラトルモンの分泌が刺激され、骨からカルシウムが溶け出して血液中のカルシウムを補おうとします。そのため、**長期間透析を続けているうちに骨がもろくなり、(強い) 痛みを感じたり、骨折しやすくなったりする**ことがあります。

秋野　よくわかりました。

中元　このような合併症を予防するために、パラトルモンの産生・分泌を抑える薬剤や、食物からのリンの吸収を抑える薬剤が用いられます。また食事療法では、原因の高リン血症に対応することが先決です。そのためには、リンの吸収を抑える薬剤を用い、食事療法ではリンの摂取を制限します。

秋野　ここで悩ましいのはリンの摂取を制限しようとすると、タンパク質を制限することにつながりかねないことです。タンパク質とともにある有機リンについて制限するよりも、加工品などに添加物として含まれる無機リンを制限するよう努めるということでよろしいでしょうか。

中元　はい。食事の制限ではリン含有量の多い乳製品の制限は必要です。タンパク質はリン含有量が多いため、リン制限とタンパク質制限が同義に書かれている本もあります。必要なタンパク質を制限して栄養不良を引き起こすくらいなら、過剰なリンは薬剤で対応するべきです。同時にパラトルモンの産生・分泌を抑える薬剤を用います。食事でリンの摂取の制限をしていただくならば無機リンで制限することが重要です。なお、秋野さんが国会で提案してくれた腎臓病患者さんなどに対してリンの表示を行うための「特別用途食品」などの仕組みについては前著『やさしい腎代替療法』もご参照ください。

秋野　情報提供が必要な分野です。

中元　一方、長期間透析を続けていると、アミロイドという物質が骨や関節に沈着し、手根管症候群、ばね指、破壊性脊椎関節症のような疾患を起こします。

秋野　やはり、予防には、何よりも十分な透析を行うことが大事ですね。

中元　そうです。β_2-マイクログロブリンがアミロイドに変性しますので、できるだけ**β_2-マイクログロブリンが体内に残らないようにする**必要があります。

秋野　重ね重ね、透析の質を上げることが重要だと感じます。前にβ_2-マイクログロブリンは大きな老廃物であることをお伺いしました。どのように除去すればいいでしょう。

中元　透析膜の膜孔径を大きくすることが1つの方法です。透析膜の膜孔径の大きな透析膜（ハイパフォーマンス・メンブレン〈ＨＰＭ〉）に変更することで、血液中のβ_2-マイクログロブリンの除去量を増加させることができます。また、中分子以上の大きな物質を除去することが可能な血液ろ過（ヘモフィルトレーション〈ＨＦ〉）、あるいは血液透析ろ過（ヘモダイフィルトレーション〈ＨＤＦ〉）を行うことでも血液中のβ_2-マイクログロブリンの除去量を増加させることができます。ＨＦやＨＤＦでは、ろ過された血液成分の代替に十分な電解質液（置換液）を補充する必要があります。

近年、置換液を透析液で行うオンラインＨＤＦが広く行われるようになりました。気をつけなくてはならないこととして、透析液内にエンドトキシンが存在すると体内に移行して、血中細胞を刺激してかえってβ_2-マイクログロブリンを増加させることがあります。

秋野　当然のことといえ、透析液を清潔にする必要があります。特にオンラインＨＤＦでは、透析液の清浄化が必須になりますね。

中元　こういったことからも読者の皆様には、**健康保険における診療上の評価が透析の質を上げる根拠となっている**ことにご理解をいただいていることでしょう。透析アミロイド症については、手術だけでなくリハビリも必要となりますので、よく主治医の先生ともご相談ください。

秋野　血液検査などでβ_2-マイクログロブリンの除去が十分か追跡できるでしょうか。

中元　透析前は40μg／mLを目標としているのですが、できるだけ低値が望ましいということになります。

秋野　さらに、慢性腎不全の患者さんに対しては、**免疫力の低下に注意**する必要がありますが、これはどういう機序でしょう。

中元　まずは背景として糖尿病がある方が多いこと、食事制限などによる低栄養、そして老廃物や有害物質が体外に排泄されなくなると、体内が酸性に傾き免疫力が低下します。

秋野　となると、**感染症も心配**ですね。

中元　透析患者の死因として感染症は多いのです。穿刺部から細菌が侵入して起こるシャント感染や、腹膜透析の場合もカテーテル挿入部で起こる出口部感染、さらに腹膜炎には注意が必要です。また、尿量が低下またはなくなることによる尿路感染などがあります。肺炎や結核にも注意しなければなりません。予防は、栄養を十分摂ることや、シャント部は常に清潔を保つこと、手洗い、うがい、マスクの着用などの防止策も必要です。

腹膜透析の合併症

秋野　腹膜透析の合併症には、どのようなものがありますか。

中元　腹膜透析の問題点は、自分の生体膜である腹膜を透析膜として使用します。そのために**長期の透析を行うことで、生体膜である腹膜が劣化してしまう**ことが指摘されています。顕微鏡でみると腹膜が厚く硬くなっていることから腹膜肥厚、腹膜硬化と呼ばれています。

腹膜劣化が起こると水分の除去が悪くなり、除水不全の原因になります。十分に水が除去できない結果、体液過剰となり、肺に水が溜まる肺水腫やむくみの原因となります。そのために腹膜透析が継続できなくなる場合もあります。

また透析不足になる場合もあるため、水分除去が良好な透析液へ変更する（イコデキストリン透析液）、機械を用いて夜間に透析液を頻回に交換する（ＡＰＤ）、あるいは血液透析を週に1回行う併用療法に変更するなどの方法があります（ＰＤ＋ＨＤ併用療法）。または、血液透析に全面的に変更する場合もあります。

そのほかに腹膜透析の最も重篤な合併症として、**被嚢性腹膜硬化症（ＥＰＳ）**が知られています。ＥＰＳは、以前は腹膜透析の最終合併症といわれ、その予後はきわめて不良とされてきました。腹膜劣化が原因で、変性した腹膜が癒着して腸管を覆ってしまいます。そのために腸閉塞症状が出現し、食事の摂取が困難になります。重篤な症例では死亡することもあります。

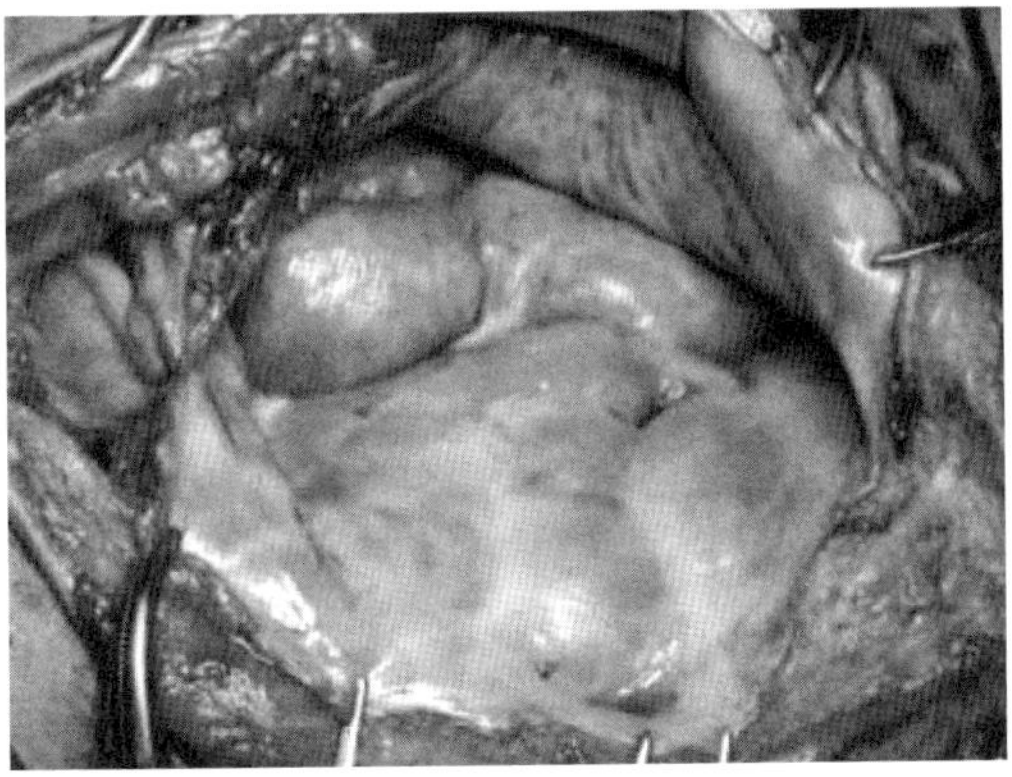

被嚢性腹膜硬化症（EPS）で被嚢化された腸管

秋野　診断はどのようにつけるのでしょうか。

中元　開腹した図をお示ししましょう。被嚢化された腸管を確認してください。その表面が強固な白色の被膜によって覆われているのがわかりますか。この被膜の成分はフィブリンであり、劣化した腹膜内に増生した毛細血管から染み出し表面を強固に覆うものです。発症当初は被膜が薄いため症状は現れませんが、時間とともに被膜が厚くなり癒着が進行して腸閉塞を起こします。

秋野　これは小腸を覆っているのでしょうか。

中元　多くは小腸を締めつけることから徐々に閉塞症状が進行します。模式図もご覧ください。腹部ＣＴにて被膜により隔壁化された腸管や腹水を認めます。さらにＣＴでは白くみえる

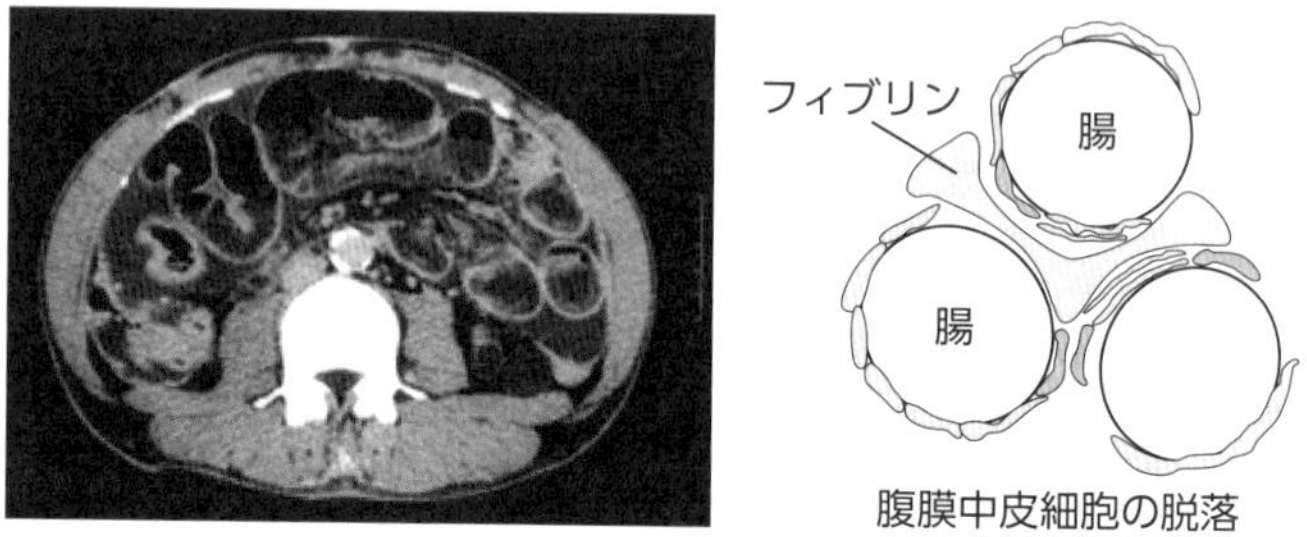

被嚢性腹膜硬化症（EPS）の CT 像と模式図

腹膜の石灰化がわかりますか。石灰化は劣化した腹膜と被膜の間にみられますが、腹膜劣化の危険性を示すサインだといわれています。

秋野　症状としてはいかがでしょう。

中元　腸閉塞症状として嘔吐や腹痛などの消化器症状、そして、それに伴う局所あるいは全身の炎症反応、貧血、低栄養状態が出現します。

秋野　**EPSを発症した場合の治療法**はいかがでしょうか。

中元　**禁食と補液による栄養管理が第一**です。腸閉塞症状が改善すれば、消化のよい食事を再開します。薬剤としてステロイドが第一選択とされていますが、ステロイドの効果がみられるのは腹腔内に炎症所見が存在するときのみで、時期を逸した場合には投与しても無効な場合が多いようです。ステロイドは副作用もあるため、慎重な使用が必要です。

秋野　内科的に改善しない場合にはどうなりますか。

中元　腸閉塞を解除するために腸管の癒着を剝離する手術が行われます。

秋野　何よりも**ＥＰＳを発症する前に、適切な時期に血液透析に移行することが重要**だと思いますが、腹膜透析を開始してからどれくらいでＥＰＳを起こすことになりますか。

中元　以前の酸性透析液が使用されていた頃のデータでは腹膜透析の開始から5年で０・７％の人に、8年で２・７％の人に、10年以上では７・１％の人に出現したことが報告されています。しかし２０００年以前には酸性の透析液が使われており、また４％前後のブドウ糖濃度も高い透析液が使われていました。したがって生体に対する侵襲性が高い透析液だったわけです。

２０００年以降日本では、すべての透析液が中性化されました。また４％前後の高濃度のブドウ糖液は原則使われなくなりました。そのために生体に対する侵襲はきわめて少なくなりました。

最近行われた検討では、ＥＰＳの発症頻度は急激に減少しており、その予後も以前に比べて良好になっています。ＥＰＳの発症しやすい患者は、腹膜劣化を起こしている患者です。そのためにも**腹膜平衡試験（ＰＥＴ）**という腹膜の状態を把握する試験を定期的に行い、腹膜の状態を把握することが重要です。長期に腹膜透析を行えば腹膜は劣化しやすいため、５年以上の腹膜透析患者ではＰＥＴを定期的に行う必要があります。

秋野　長期間の腹膜透析がＥＰＳのリスクということになりますか。

中元　長期に腹膜透析を行うことは、当然腹膜劣化の危険性が高まります。しかし強調しておきたいことは２０００年以降は透析液が改善したため、**腹膜透析液の生体適合性は圧倒的に改善しています**。また重要なことは、ＥＰＳは細菌性腹膜炎を何回か起こした人に起こりやすいということです。腹膜炎を発症させないことは何より重要です。

秋野　管理が重要だということですね。腹膜の評価についてはいかがでしょう。

中元　先ほどから強調しているように、**定期的にＰＥＴを用いて腹膜透過性が亢進していないか評価する**ことが重要です。

腹膜の劣化

秋野　腹膜の劣化についてお伺いしておきましょう。

中元　前に腹膜は中皮細胞、間質、毛細血管から構成されていると説明しました。腹膜劣化とは、中皮細胞が剝離し、間質では線維成分が増えて腹膜が肥厚し、血管内腔の閉塞や狭窄を引き起こした状態です。

秋野　腹膜透過性は毛細血管内皮層で制御され、クレアチニンや血中尿素窒素などの小分子物質は血管内皮の面積に比例するかたちで、血漿タンパク質などの中・大分子物質は毛細血管内皮細胞の結合性などにより制御されていることを教えていただきました。

中元　ですから、血管内皮細胞が傷害されたり血管新生により腹膜透過性が亢進することになりますので、腹膜の評価が重要です。それ以外には適切な透析液の使用や高濃度ブドウ糖透析液の使用を減らしてください。

秋野　酸性・ブドウ糖負荷量を減少させる意義についてもう少し教えてください。

中元　これまでは高濃度ブドウ糖透析液が血管内皮細胞や中皮細胞に強い傷害を与

え、ブドウ糖液そのもので治癒機転が遷延化し、間質の線維化が進行し、以後の腹膜機能に大きな影響を与え、結果として被嚢性腹膜硬化症（ＥＰＳ）などの合併症を引き起こしていたのです。最近の中性・低濃度ブドウ糖透析液は中皮細胞や内皮細胞を保護することが知られています。

秋野　ＥＰＳのほかに、特徴的な合併症はありますか。

中元　**ＥＰＳの原因ともなりうる細菌性腹膜炎**はもう１つの重要な合併症です。細菌性腹膜炎は、透析液交換時のミスや出口部からの感染、カテーテルの破損や接続部の緩み、憩室炎や虫垂炎に伴う患者さん自身の腸から腹腔内への細菌の侵入などが原因となって発症します。排液が濁って、発熱、腹痛、悪心、吐き気、下痢、便秘などの症状が現れたときには腹膜炎を疑います。

腹膜炎の可能性がある場合には、必ず医療施設を受診してください。多くの場合はきちんと抗生物質を投与することで改善します。一番重要なことは腹膜炎にかからないよう、きちんと予防することです。

予防の第一は**バッグ交換を清潔に行う**ことで、バッグ交換時には十分な手洗いやマスクを着用するなど清潔操作に努めること、バッグ交換の部屋はこまめに掃除をして、清潔な環境を整えることが大事です。
また、カテーテル関連の合併症として、カテーテル出口部から皮下トンネルに細菌感染を起こすと腹膜炎になることもあります。出口部の汚染や、カテーテルが正しく固定されていないこと、テープや消毒液などによるかぶれ、掻き傷、切り傷などが挙げられます。
出口部の異常がないかを毎日観察して、カテーテルケアを指導された方法で行うこと、出口部に負担がかからないように、カテーテルを確実に固定すること、テープや消毒薬は極力、皮膚に刺激を与えないものを使用することなどが大切です。

秋野　その他の合併症として重要なものはありますか。

中元　よくみられる合併症として**注液・排液不良**があります。注液・排液不良の原因には、カテーテルの位置異常や閉塞など、カテーテルの機能の異常、透析液の皮下への漏出、腹膜透過性の変化などが挙げられます。

秋野　**腹膜透過性の変化**とは、具体的にはどういうものがありますか。

中元　細菌性腹膜炎を起こすと、一時的に透過性が亢進します。そのため腹膜炎を合併したときには除水不良となります。先ほどお話ししたように腹膜劣化によっても、

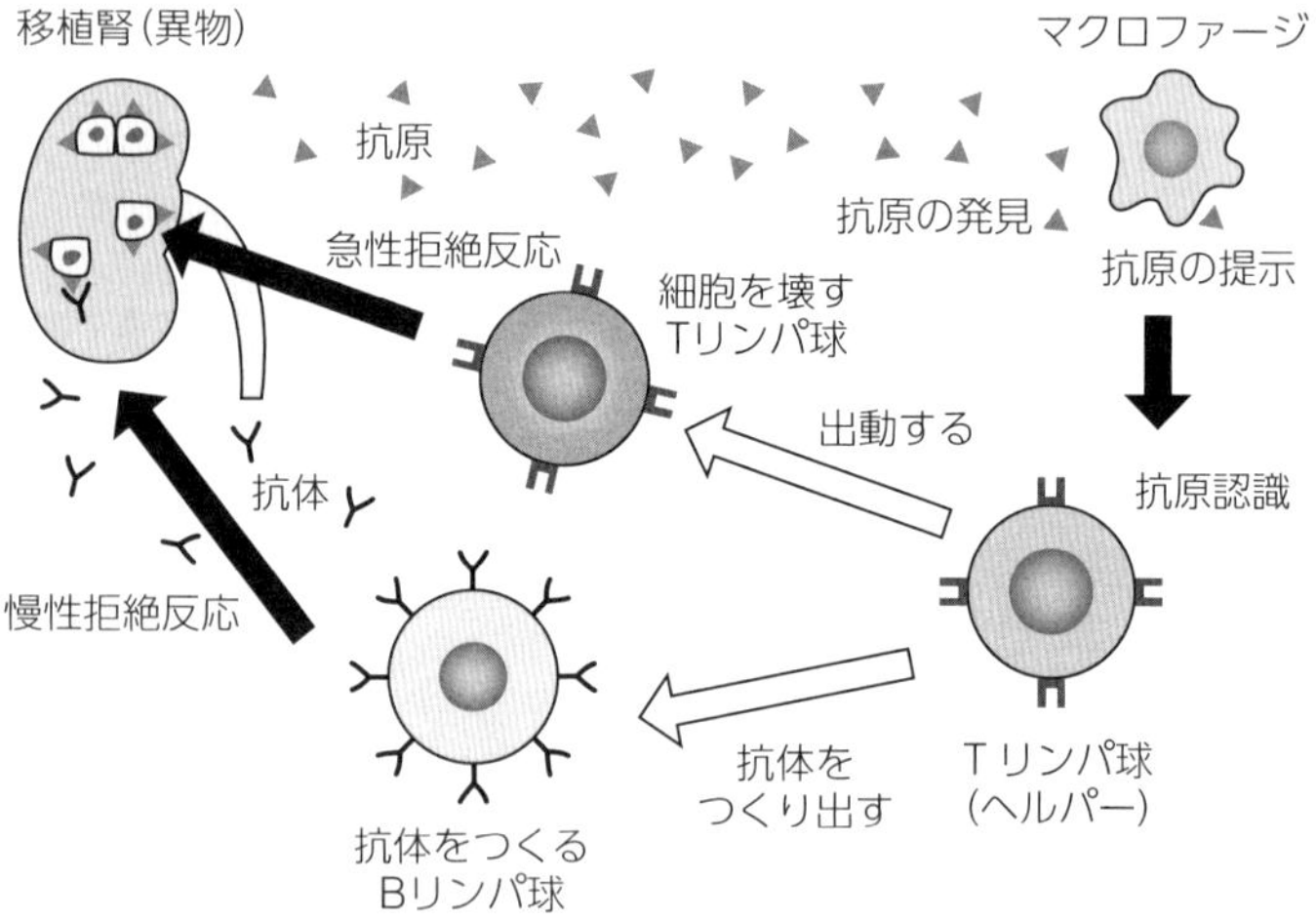

移植腎に対する拒絶反応

透過性が亢進します。腹膜の透過性が亢進すると、除水不良の原因となります。

腹膜透析では腹膜劣化を把握するために定期的に腹膜平衡試験（ＰＥＴ）を行うことが必要です。そして、**適切な時期に血液透析へ移行することが、とても重要**なのです。

腎移植の合併症

秋野　腎移植の合併症には、どのようなものがありますか。

中元　１つには、「拒絶反応」が挙げられます。体内に異物が侵入してきたときに排除しようとする仕組みが免疫で

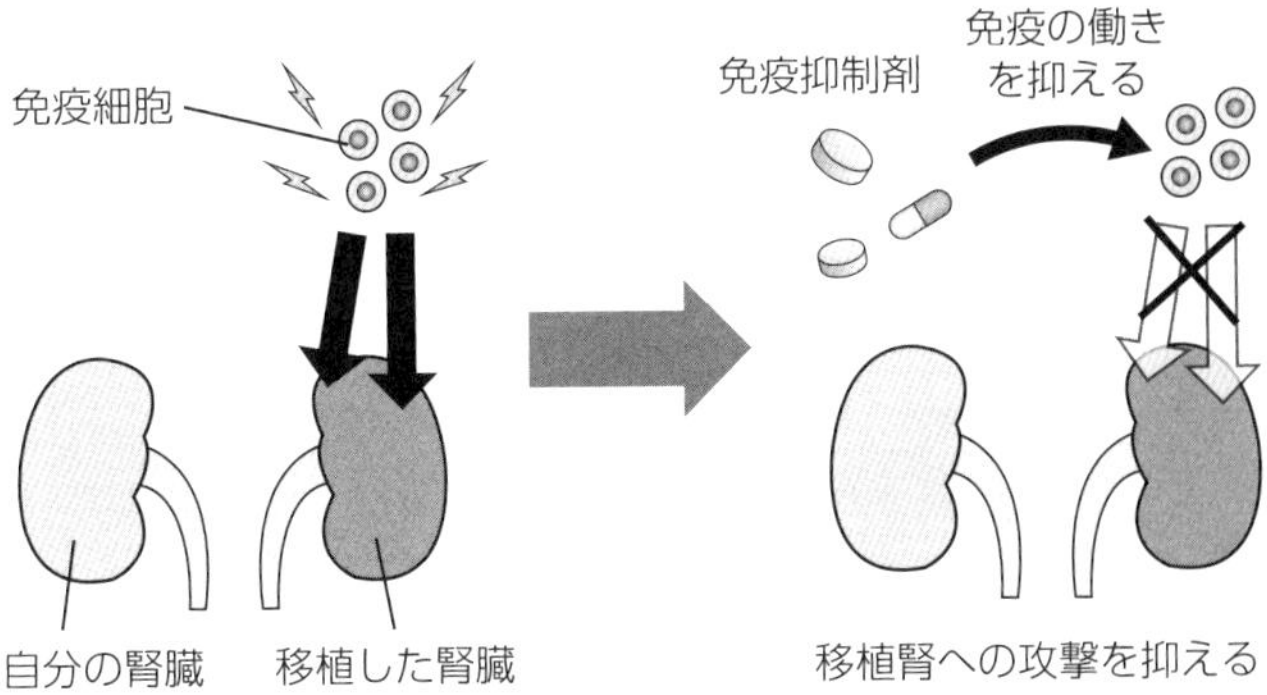

免疫抑制剤の働き

すが、この免疫システムが移植された他人の腎臓を攻撃し、取り除こうとするわけです。

秋野　ドナーの腎臓は、レシピエントの体にとっては異物に当たります。

中元　拒絶反応には、移植後3カ月以内に起こる「急性拒絶反応」と、それ以降に起こる「慢性拒絶反応」があります。

急性拒絶反応は、急に移植腎の働きが悪くなりますが、免疫抑制剤がきわめて有効で、発見が早ければほとんどの場合、改善されます。

一方、**慢性拒絶反応**は徐々に起こり、残念ですが免疫抑制剤はあまり有効ではありません。この場合は、血圧のコントロール、貧血の改善、タンパク尿を減らすなど、できるだけ腎臓の働きを保つ治療を行います。

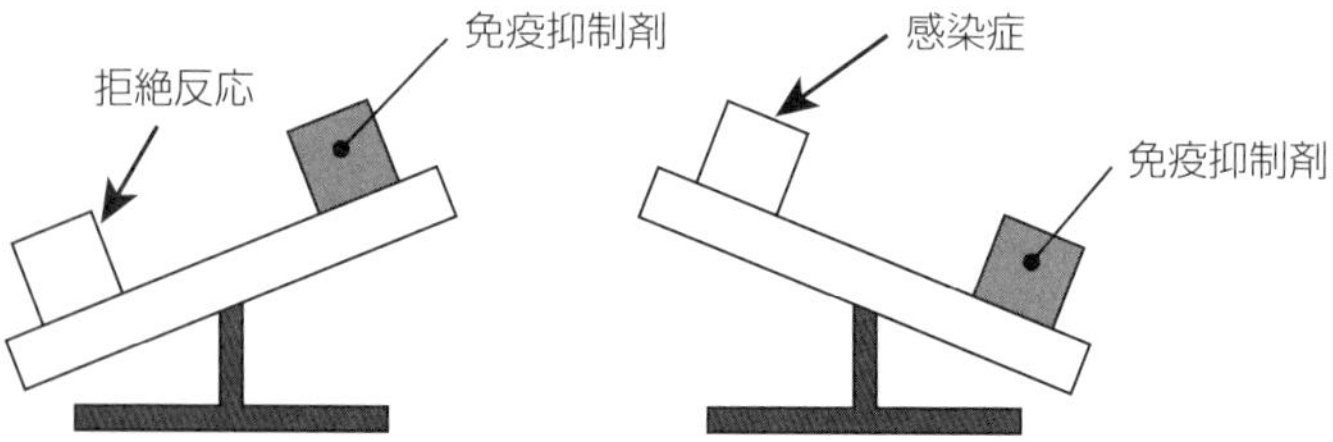

適量な免疫抑制剤の重要性

秋野　同じ拒絶反応なのに、どうして薬剤の効果が異なるのですか。

中元　それは細胞傷害性Tリンパ球がかかわる急性拒絶反応と、Bリンパ球がつくる抗体がかかわる慢性拒絶反応の違いです。

抗体は移植腎の血管に取りつき、これを破壊しますので、免疫抑制剤の増量だけでは不十分であり、血漿交換により抗体を除去するなどの治療が追加されますが、それでも改善しない場合があります。

秋野　**拒絶反応は移植腎を失う最も多い原因の1つ**といいますから、注意が必要ですね。

中元　ほかに注意しなければいけないのは、**感染症**ですね。拒絶反応が起きないように、腎移植の患者さんは免疫抑制療法を受けますから、様々な感染症を起こす可能性があります。特に導入期は、免疫抑制を強く行いますから、肺炎その他の感染症にかかりやすく、重症化するリスクも高いといえます。感染症の多くは、抗生物質や抗ウイルス薬などを投与することによって回復しますが、ケースによっては免疫抑制剤を減量することもあります。

また、免疫抑制剤の副作用から、病気や障害が起きることもあります。例えば、シクロスポリンやタクロリムスといった免疫抑制剤は、腎障害、高血圧、高脂血症、糖尿病などに関係し、ステロイドは、満月様顔貌、にきび、白内障、緑内障、高血圧、高脂血症、糖尿病、消化性潰瘍、大腿骨頭壊死などに、アザチオプリンなどの薬は、肝障害や骨髄抑制による白血球減少などに関係します。

これらの合併症は放置すると危険なものもありますが、ほとんどは適切な処置や治療でコントロールまたは完治することができます。

特定検診と特定保健指導について

中元　平成30年度から35年度を計画期間とする第三期特定検診・保健指導の見直しにあたり、特定健診と保健指導の説明紙に人工透析が盛り込まれていますので、一言だけ触れておきたいと思います。

秋野　特定検診は死因の約６割を占める生活習慣病の予防のために、40歳から74歳までの方を対象に、メタボリックシンドローム、すなわち内臓脂肪型肥満に着目したものです。また、特定保健指導とは特定健診の結果から、生活習慣病の発症リスクが高く、生活習慣の改善による予防効果が期待できる方に、保健師や管理栄養士などの専門スタッフが生活習慣を見直すサポートをするものです。

中元　検診を受ける方の生活習慣や健康の具合のレベルを川の流れで例えて説明する際に用いる紙が、秋野さんが国に働きかけたことにより、次ページの図のように修正されたと知りました。最重症のレベル５に失明、人工透析、下肢切断が、レベル４に糖尿病の合併症（腎症、網膜症など）と下肢末梢動脈疾患が新たに位置づけられています。

秋野　厚生労働省が生活習慣病の発症のイメージをあらわしたものであり、全国の現場でこの紙を用いて説明が行われています。

中元　人工透析が最重度に位置づけられたということはレベル５の状態にしてはならないというメッセージであり、今後、最重度に人工透析を位置づけて説明がなされることで、腎疾患のリスクを身近なものとして捉えるきっかけにつながると思います。

運動・食事・喫煙などに関する**不適切な生活習慣が引き金**となり、**肥満、脂質異常、血糖高値、血圧高値**から起こる**虚血性心疾患、脳血管疾患、糖尿病**等の発症・重症化を予防するためには、**重症化に至っていく前の段階**で、**本人自らが健康状態を自覚**し、**生活習慣改善の必要性を理解した上で実践**につなげられるよう、保険者が健診結果により**リスクが高い者を的確なタイミングで選定**し、**専門職が個別に介入する必要**がある。こうした**国民の健康保持・増進と医療費適正化**の観点から、保険者は、法律に基づき、**特定健診・保健指導**を実施し、その結果を国に報告することが義務付けられている

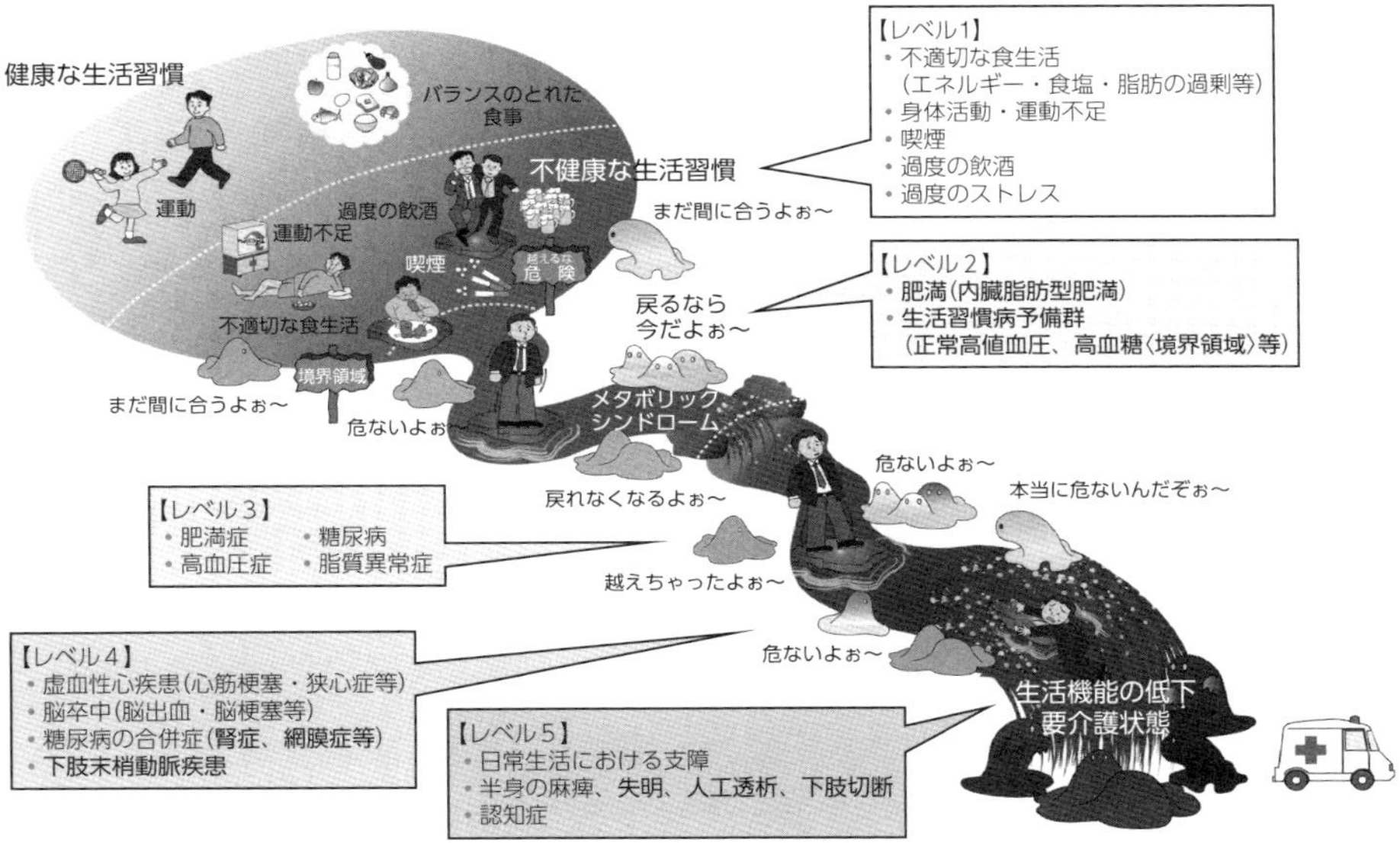

ぜひ、生活習慣病の予防・早期発見のためにも積極的な受検をお勧めします。

秋野　高齢者の医療の確保に関する法律に、保険者が40歳以上の加入者に特定健康診査を行うことが義務づけられています。国民健康保険に加入されている方は市区町村に、被用者保険に加入している方はそれぞれ加入する保険者に問い合わせてください。

透析と新型コロナウイルス感染症

秋野　透析患者が新型コロナウイルス感染症に感染する場合も増えてきています。透析患者の感染と重症化を防ぐためにどうすべきか、まずは医療従事者と患者さんの対応についてお伺いしていきます。

中元　日本透析医学会では正確な透析患者の情報取得と注意喚起が重要と考え、日本透析医会（秋澤忠雄会長）に呼びかけて新型コロナウイルス感染対策合同委員会委員を2020年3月30日に立ち上げました。これは全国の透析施設の透析患者の発生状況、対応状況、予後などを把握するための組織です。この結果が毎週金曜日に日本透析医学会ならびに日本透析医会のホームページに掲載されています。このシステムによって、透析患者の新型コロナウイルスの罹患状況が正確に、しかも迅速に把握できるようになっています。

最新の情報では5月15日現在の速報値として、95人が感染し、12人が残念ながらお亡くなりになったと報告を受けており、日本透析医学会のホームページにおいて公表しています。年齢については不明の3人を除き60代が16人、70代が29人、80歳以上が22人と全体の約7割を占めます。

秋野　年齢の影響も考えなくてはなりませんが、わが国で新型コロナウイルスに感染した方の致死率が約4・5％（5月15日現在）であることを考えると高いですね。

中元　すでに世界においても高齢者や基礎疾患がある方は重症化しやすいとされていて、透析が例示されていますが、わが国でもそのとおりの結果となっています。しかし外出の制限が呼びかけられているからといって、透析を止めるわけにはいきません。

秋野　まず、透析医療機関において感染防止対策として注意していることはありますか。

中元　外来においては感染予防のために、標準予防策であるサージカルマスクの着用と手指衛生の励行《れいこう》を徹底しています。当初、私たちが懸念した、感染者の診療を行った者が濃厚接触者に位置づけられて、14日間の健康観察と就業制限の対象となるのかということについて、秋野さんに相談しました。

秋野　そこで3月9日の参議院予算委員会にて感染者の診療、看護または介護を行った医療従事者あるいは介護職員が濃厚接触者に該当するのか質疑を行いました。稲津久厚生労働副大臣は、「例えばマスクや手袋を着用するなど適切な感染防護をしていれば、一般的には濃厚接触者には該当しないと思っております。また、その病室ですとか診察室等のその後の対応については、しっかりウイルス除去の対策を講じていけばそこはまた十分使えると、このように認識しております」と答弁しました。

中元　厚生労働省は秋野さんの国会質疑から2日後の3月11日にその旨事務連絡を発出しました。このように基準を明確にしてもらうと助かります。よって、標準予防策であるサージカルマスクの着用と手指衛生の励行を徹底しています。なお、患者が発熱や上気道症状を有するなどの場合であっても、検体の採取やエアロゾルが発生する可能性のある手技を実施しないときは標準予防策の徹底で差し支《つか》えないとし、標準予防策をとっていない場合、積極的な健康観察と就業制限の対象となると示しています。

秋野　中元先生の問題意識が全国に共有されてよかったです。患者さんに呼びかけていることはありますか。

中元　各透析施設にお願いをして、毎日の**体温測定と健康状態を把握**しています。患者さんには手洗いと咳エチケットを励行して、受診の際にはマスクの着用をお願いしています。また、発熱など症状があるときには事前に保健所に相談をしてＰＣＲ検査を実施するようにしています。そのため、透析施設でのクラスター発生の事例はきわめて少数に限られています。

秋野　各施設ではどのように透析を行っていますか。

中元　飛沫感染を考慮して**個室隔離**が望ましいとしています。難しい場合には、飛沫距離である**1～2ｍの間隔を空ける**ように周知しています。感染者の透析を受け入れる医療機関においては、**時間をずらす**などの工夫をしています。

秋野　接触感染も気になりますが、患者さんに用いた体温計や、患者さんが透析を終えた後のリネンなどはどのように扱っていますか。

中元　聴診器や体温計、血圧計カフは、透析終了ごとに清拭《せいしき》し、リネン（シーツ・枕カバー・毛布カバーなど）は患者さんごとに交換しています。ベッド周囲だけでなく、患者さんが共有する手すり、ドアノブ、更衣場所、トイレなども手法を示して消毒しています。

秋野　それでは透析患者が新型コロナウイルスに感染したときの対応をどのように考えればよろしいでしょうか。

中元　透析を受けるために受診した患者さんが新型コロナウイルス感染が疑われる場合には、保健所などの帰国者・接触者外来などに連絡をして、感染が判明した場合にはたとえ無症状または軽症であったとしても、感染症指定医療機関または協力医療機関に入院して厳重に管理してもらいます。

この点については厚生労働省とも議論をしました。透析患者は免疫機能の低下が懸念されるため、現状はホテルや自宅での療養ではなく、全例感染症指定施設への入院ならびに透析の継続が義務づけられています。

秋野　感染が拡大し、軽症者等についてはホテルなどで宿泊療養を行っている自治体もあります。新型コロナウイルス感染症の軽症者等にかかわる宿泊療養のための宿泊施設確保業務マニュアルには、基礎疾患がある者、透析加療中の者を除外するよう例示されており、ホテルなどの専用施設に宿泊療養する対象とはなっていません。

中元　当然の対応と思います。そのための仕組みとして、各県に透析患者への対応本部を設置してもらい、各県での感染症指定施設での透析可能な入院ベッド数を把握して報告するようにお願いをしました。また、この仕組みとして、各都道府県の空き病床数を把握するために行う「医療機関日次・週次調査シート」の中に透析患者の情報を入れてもらうようにお願いをしました。これは私の方から仕組みの提案をして、新型コロナウイルス感染対策合同委員会からの正式な依頼として国に認められ、「透析患者受け入れの空き病床数」、さらに「新型コロナウイルス感染透析患者受け入れ可能数」が記載され、各県の対策本部でも「空きベッド状況」と「受け入れ可能状況」が的確に把握できます。

このような透析患者への組織立った仕組みが稼働しているのは世界でも日本だけと思います。これも秋野先生が以前より積極的に活動をしてくれた結果、国が透析患者を含めた腎不全患者への取り組みを積極的に行うようになった賜物と思います。

秋野　その他に透析患者の感染予防の取り組みはありますか。

中元　今回の新型コロナウイルス感染症の感染拡大を防ぐために国が行っている政策として、「三密を避ける」こと、そのためにも「不要不急な外出を控える」ことが最も重要なことです。ただ、血液透析に関しては患者さんにとって必須のものであり、透析施設への通院は十分な注意を行ったうえで継続しています。そのために、もう1つの透析方法である「腹膜透析」が大きく注目されています。この本で繰り返し述べている「適切な腎代替療法の選択」の中に、「腹膜透析」と「腎移植」のさらなる推進が挙げられていますが、「腹膜透析」は透析施設に通院する必要がないために、このような新型コロナウイルス感染症を予防するためにも最適な透析方法といえます。以前2011年3月11日に発生した東日本大震災も日本に大きな被害をもたらした大震災として記憶に残っています。このときには血液透析の継続が困難な施設が多数発生し、大きな問題となりました。そのときにも「腹膜透析」患者は安全に透析を継続することが可能であり、**「腹膜透析」は災害に強い透析方法**として注目されました。在宅透析である「腹膜透析」患者は、通院する必要がないため、自宅で安全に透析を継続することができます。まさに「三密」を避ける意味では最適な透析方法といえます。

秋野　それでも月に1回は医療機関を受診する必要がありますね。

中元　そのために国は、令和2年3月12日の「新型コロナウイルス感染症に係る診療報酬上の臨時的な取扱いについて（その5）」の中で、「腹膜透析」患者が安定していれば慢性疾患等を有する定期受診患者として認めてくれました。「慢性疾患等を有する定期受診患者等について、医師が電話や情報通信機器を用いて診療し医薬品の処方を行った場合、保険医療機関は、電話等再診料、調剤料、処方料、調剤技術基本料を算定できる」の適応を認め、「在宅療養指導管理料及び在宅療養指導管理材料加算を算定できる」としてくれました。この制度は今回の「新型コロナウイルス感染症に係る診療報酬上の臨時的な取扱い」ですが、現在秋野さんと推進している遠隔医療の普及につながることを期待しています。

透析患者と新型コロナウイルス感染症の重症化

秋野　それでは透析患者はどうして重症化しやすいのでしょう。

中元　まだわからないことも多く、今までの知見をもとに私の考え方を整理してみたいと思います。

秋野　まず、新型コロナウイルス感染症の経過を整理しますと、感染してから5～7日は咳や痰など風邪のような症状を示して、8割の方はここで治ります。

中元　新型コロナウイルスとの闘いはそこでほぼ終わっているはずです。

秋野　しかしながら、残りの2割の方が感染してから7～10日の間に重症化し、肺炎の症状（咳・痰・呼吸困難など）が強くなってくることがわかってきました。

中元　そうです。ウイルスが直接に肺を傷害する影響よりも、細菌性肺炎と過剰な免疫反応による急性呼吸窮迫症候群（ＡＲＤＳ）を起こしていることがわかりました。最近の報告では、新型コロナウイルスの感染に伴い免疫機能の暴走化が生じ、自分を守るはずの免疫機能が過剰に働くことで重症化の原因となることもわかってきました。このときの免疫の防御反応として産生されるサイトカインという物質が正常細胞も破壊してしまう可能性が示唆されています。

秋野　その結果、約1割の方が人工呼吸器の装着、集中治療室での管理、ＥＣＭＯ（体外式膜型人工肺）の使用が必要となります。

中元　世界的に高齢者と基礎疾患がある方が重症化していることもわかっています。まず、命を守ることが大前提です。

秋野　中元先生がおっしゃったとおり、確かに中国においては、細菌性肺炎または過剰な免疫反応による急性呼吸窮迫症候群による死亡が多かったということですね。まず、細菌性肺炎からお伺いしましょう。透析患者は感染症にかかりやすいのですね。

中元　透析患者の死因として感染症は第2位です。**透析患者は細菌に対する抵抗力が**

弱いとされます。

老廃物の蓄積や、食事制限による栄養不足、糖尿病による白血球機能の低下だけでなく、シャントなどを介して感染を起こしやすい状態にあるといえます。

秋野　糖尿病患者が感染しやすい要因として、好中球や単球・マクロファージなどの食細胞の機能低下、細胞性免疫能の低下や血流障害が挙げられています。重なるところも多いでしょうか。

中元　そうです。いずれにしろ細菌感染の治療には抗生物質を用います。

秋野　中国においては抗生物質を用いて、多剤耐性菌も多く生じたと聞いておりますが、重症肺炎のもう1つの要素として、過剰な免疫反応による急性呼吸窮迫症候群についてご説明ください。

中元　新型コロナウイルスがⅡ型肺胞上皮細胞に感染して、ウイルスによる傷害が軽度ならば、肺に誘導された免疫細胞が損傷を取り除き、組織を修復できれば重症化しないはずなのです。しかし、ウイルス排除のための免疫系が過剰な炎症を起こすと、肺を破壊してしまいます。さらに制御できない**過剰な免疫反応の嵐、サイトカインストーム**が全身に及ぶと、血管内皮細胞障害から微小血管の凝固障害を介して、ショック・播種《はしゅ》性血管内凝固症候群（ＤＩＣ）・多臓器不全（ＭＯＦ）に進行します。２００３年の重症急性呼吸器症候群（ＳＡＲＳ）が流行した際も合併症の１つとして挙げられました。

秋野　感染が起こると食細胞・マクロファージなどの**自然免疫**が、次にリンパ球などの**獲得免疫**が活性化されるところ、新規のウイルス駆除に時間がかかると、その間に炎症性サイトカインの産生が異常に増加するのですね。それでは治療には炎症を抑制することを期待して、ステロイドが選択されるということになりますか。

中元　いいえ。ステロイドが病状を悪化させることも報告されていますし、世界保健機関（ＷＨＯ）はステロイドを推奨していません。

秋野　機序を整理したいと思います。新型コロナウイルスがⅡ型肺胞上皮細胞に感染し、食細胞・マクロファージやＴ細胞が誘導されて、過剰な免疫反応が肺に起こると急性呼吸窮迫症候群となり、播種性血管内凝固症候群や多臓器不全を引き起こして死に至ることがある、ということでよろしいでしょうか。

中元　そうですね。新型コロナウイルスに感染すると、肺に誘導されたＴ細胞やマクロファージがⅡ型肺胞上皮細胞を攻撃している報告もありますし、サイトカインストームとはマクロファージ活性化症候群の最終形とする考えもあります。

秋野　病理解剖の結果はいかがでしょうか。肺で何が起きているのでしょうか。

中元　中国の診療指針によると、「肺胞内には漿液、線維素性滲出物、硝子膜の形成が認められる。滲出細胞は主に単球とマクロファージであり、多核巨細胞がよく認められる。Ⅱ型肺胞上皮細胞は著しく増殖し、脱落する細胞もみられる。Ⅱ型肺胞上皮細胞およびマクロファージ内には封入体が認められる。肺胞中隔血管は充血、水腫を呈し、単球とリンパ球の浸潤と、血管内の硝子様血栓形成が認められる。肺組織は限局性出血および壊死がおこり、出血性梗塞がみられることもある。肺胞腔には滲出液の器質化や、肺間質の線維化が認められるものもある」との記載があります。

秋野　強いびまん性肺胞傷害の所見ですね。「封入体が認められる」とは、他のウイルス感染でもみられ、興味深いですね。新型コロナウイルスがⅡ型肺胞上皮細胞に感染して、マクロファージが貪食しているのでしょうか。

さて、新型コロナウイルスはどうしてⅡ型肺胞上皮細胞に感染するのでしょうか。

中元　Ⅱ型肺胞上皮細胞はアンジオテンシン変換酵素2（ACE2）を表面にもっているのですが、新型コロナウイルスはこのACE2にくっつくことで、細胞に感染する

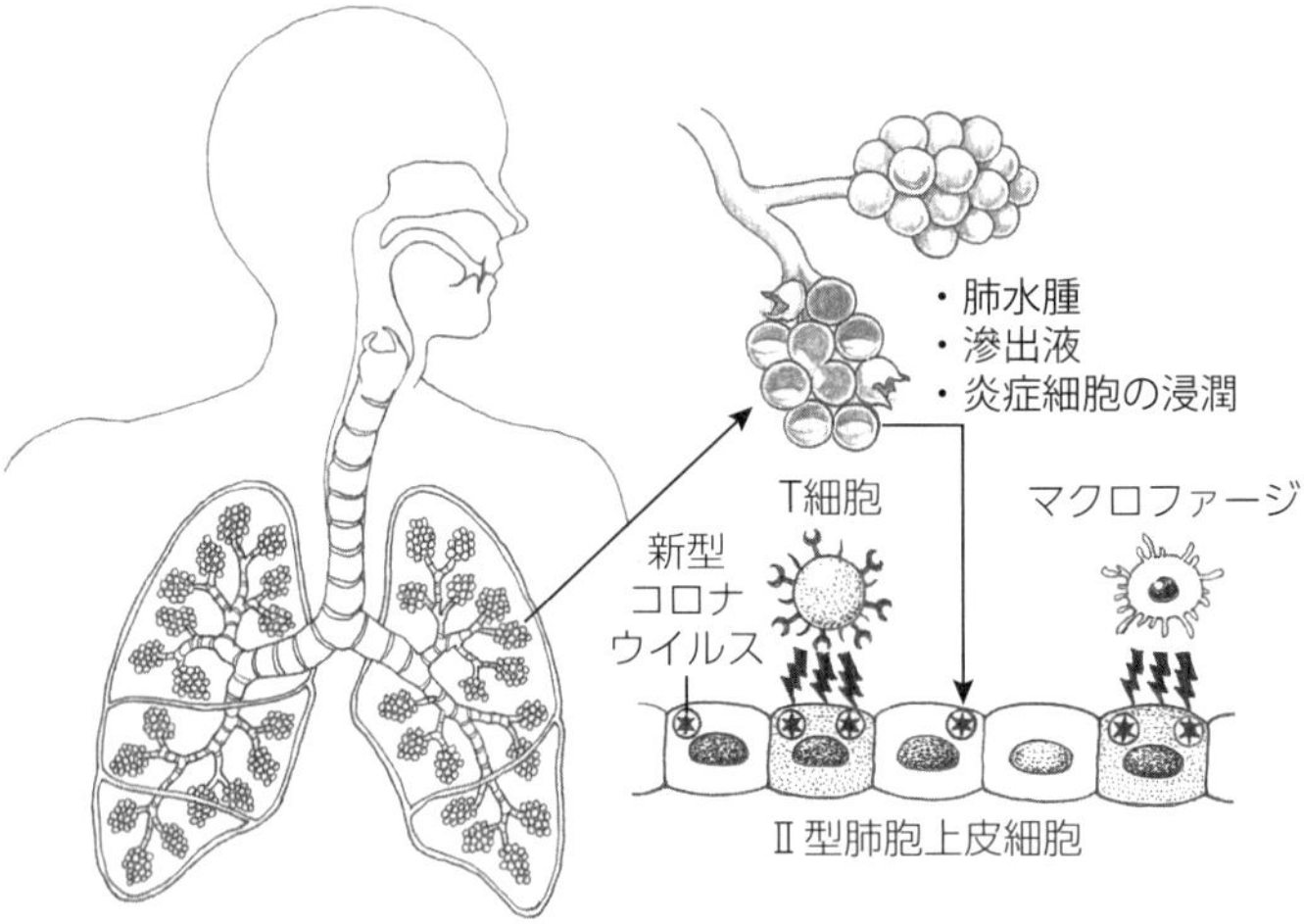

肺とⅡ型肺胞上皮細胞に感染する新型コロナウイルスと免疫細胞
（文献14を改変）

ことができます。新型コロナウイルスに感染して味覚や嗅覚障害を自覚する方がいる理由は鼻や舌にACE2を発現する細胞が多いからです。

秋野　よくわかりました。Ⅱ型肺胞上皮細胞は肺サーファクタントといって肺胞の表面を覆い、表面張力を弱めることで肺胞を膨らませておく役割を担います。Ⅱ型肺胞上皮細胞が傷害を受けると、肺胞が膨らまず、空気が入らずに息苦しさを感じることになりますね。

中元　そのとおりです。

秋野　そうなると「肺胞内には漿液、線維素性滲出物、硝子膜の形成が認められる」との所見もびまん性肺胞傷害により滲出物が肺胞内に充満して、急性呼吸窮迫症候群として呼吸不全に至る経過と矛盾しない病理所見ですね。

中元　肺胞の中が水浸しになっていることを想像してみてください。

秋野　新型コロナウイルスが肺胞上皮細胞に感染し、炎症の中心を担う食細胞・マクロファージやT細胞などの過剰な反応から、肺でサイトカインストームが生じたわけですね。

中元　そうです。肺においてはサイトカインストームにより血管の透過性が高まり、血液中の水分や免疫細胞が滲出液として肺胞腔内に移動するなど気道の閉塞が生じたのです。こうして肺胞のガス交換が妨げられることで、死亡に至ることもあると説明できるのでしょう。

サイトカインストームの背景は慢性炎症か

秋野　新型コロナウイルス肺炎の重症化の機序に迫れたような気がします。それでは、高齢者や基礎疾患のある方が重症化する理由についてお伺いしていきます。

中元　動脈硬化など慢性炎症により、マクロファージはじめ常に免疫細胞が活性化している状況は、サイトカインストームを起こしやすいといえるのでしょう。秋野さんと取り組んできた「合併症予防を含む重症化予防」はここでも関係しているようです。

秋野　**慢性炎症が引き金になっている**のなら、透析患者を含む基礎疾患がある方が重症化しやすい理由を理解できそうです。炎症を制御することが重要なのですね。そうなると重症化する端緒をモニタリングできないでしょうか。

中元　他のウイルス感染症でも時にウイルス関連血球貪食症候群といって、マクロファージやＴ細胞に異常な免疫反応が誘導されるとサイトカインストームを起こします。

死亡したコロナウイルス感染患者ではサイトカインの１つの「インターロイキン（ＩＬ）-６」が著明に増加していたことと共通しており、中国の報告では、ＩＬ-６の受容体阻害薬である「アクテムラ」をＩＬ-６値が上昇している重症患者21人に投与して効果が得られており、アクテムラの治療効果が期待されています。アクテムラはもともと関節リウマチの治療薬であり、今後治験を行う予定と聞いています。

また本邦発の敗血症治療のための吸着血液浄化システムであるトレミキシン（ＰＭＸ）もその有効性が報告されています。血中の有害物質を選択的に吸着除去できる画期的な吸着剤です。日本でもこのような状況において、欧米のように早期承認を行いうるシステムが期待されます。

秋野　現状では適応外使用となり、保険請求できない課題があります。改善を働きかけていきます。さて、国立病院機構長崎医療センターの阿比留正剛医長は、重症化の指標としてフェリチンを活用するよう提案していますがいかがでしょう。

中元　炎症反応が起こるとIL-6が肝細胞に作用してフェリチンはじめ急性期タンパクを合成し、血中に分泌させて、血中濃度が上昇します。マクロファージ活性化症候群において、活性化マクロファージのフェリチン産生が亢進することから、重症化の端緒を早期に発見することができるかもしれません。なにより簡便な検査法です。実は透析患者の予後はフェリチンが高値の場合よくないとされています。慢性炎症の状況と関係しているかもしれません。マクロファージが劇症肝炎を起こす機序と新型コロナウイルス感染による重症肺炎の機序は似ているのかもしれませんし、若年性特発性関節リウマチの診断基準の1つに、血清フェリチンの高値があります。いずれも慢性炎症が重症化を起こすかどうか注目すべき考え方です。その他、播種《はしゅ》性血管内凝固症候群や血栓のマーカーであるDダイマーも例示しておきます。さらに、重症化の端緒を早期に発見するためには、秋野さんが推進した**パルスオキシメーターの活用**も有用です。

パルスオキシメーターによる管理

秋野　山口那津男公明党代表が、軽症者等が宿泊療養するホテルなどの専用施設において、４月６日に重症者の端緒を早期に発見するためにパルスオキシメーターの活用を政府に求め、私の方で酸素飽和度と呼吸数のモニタリングについて補足説明を行いました。厚生労働省は翌日に事務連絡「軽症者等の療養に関するQ＆A」（令和２年４月７日）を発出し、「宿泊施設において、看護師等が健康観察を行う際に、必要に応じて宿泊施設に適切な数のパルスオキシメーターを備えつけ、酸素飽和度や呼吸数の確認により健康状態を把握することが重要」と示しました。さらに、４月14日には事務連絡「宿泊療養を行う施設におけるパルスオキシメーターの配備について」を発出し、施設において、受入人数に応じた適切な台数のパルスオキシメーターが配備されるよう、必要台数を新たに購入する、または医療機関等からその業務に支障がない範囲で借り受けるなどの対応を求めています。

中元　**新型コロナウイルス肺炎の特徴を見据えた対応で重要なこと**です。さらに、透析が必要な病態もあわせて考えておく必要があると思います。もともと透析施設にはパルスオキシメーターを必ず備えています。透析患者では尿が出ないために、塩分や水分の摂取過多で容易に水過剰な状態になります。過剰な水分は空間のある肺にたまり、溢水《いっすい》状態になります。溢水状態は陸上にいながら水に溺れる状況ですが、患者さんがその状態に慣れると初期には息苦しさを感じません。その状態が続くと、低酸素状態のために突然死の原因になります。早期発見、状態把握のためには必須の機材です。また透析開始後に血圧の低下、酸素飽和度が低下する場合もあり、そのような患者さんでの予後が不良であることが知られています。その状態の把握にもパルスオキシメーターが必要です。

秋野　透析患者では**溢水により、肺のガス交換の働きが落ちる**のですね。

中元　そうです。ただし酸素飽和度が低下しても自覚症状はなく、透析患者の場合は、溢水が改善すれば酸素飽和度も回復していきます。同様に新型コロナウイルス肺炎の場合も、肺炎が悪化して酸素飽和度が低下しても自覚症状がない場合があります。**酸素飽和度が下がり、さらに二酸化炭素の拡散ができなくなってはじめて息苦しさを感**

じるようになります。

秋野　ここで、もう一度、新型コロナウイルス肺炎が過剰な免疫反応により重症化する機序を、おさらいしたいと思います。

中元　新型コロナウイルスは感染後、過剰な免疫反応により肺胞や微小血管が傷害を受けて、①肺血管の透過性が高まり血液中の成分が肺胞に移動して肺水腫を、②血液凝固異常により肺を中心とする微小血管の血栓を起こしてガス交換が損なわれていきます。

秋野　まずは血中酸素飽和度が低下しないように患者さんの呼吸数は増加してきます。その後、どうなりますか。

中元　肺胞内の滲出液が増加するなど、呼吸数を増やしても酸素飽和度の低下を補えなくなると、二酸化炭素も拡散できなくなり、血中の二酸化炭素濃度が上昇して、そこではじめて息苦しさを感じるようになるのです。これが搬送されてきたときにはすでに重篤化している理由です。自覚症状がないからといって安心できません。だから、特に**透析患者など基礎疾患がある者は、軽症または無症状であったとしてもパルスオキシメーターや呼吸数による管理が重要**だと私も強調したいのです。

秋野　新型コロナウイルス感染症の機序を正確に理解することは正確な対応や治療法の開発につながります。

中元　透析患者の合併症予防も慢性炎症との闘いの連続です。新型コロナウイルスの重症化に慢性炎症が大きく関与していると考えてもよさそうです。これから新たな知見が明らかになることでしょうが、考察はこの程度に留めたいと思います。1日も早く新型コロナウイルスの治療法やワクチンが開発され、新型コロナウイルスの脅威がなくなることを期待しています。それまで秋野さんと歩調をあわせて、医療と患者さんを守っていきたいと思います。秋野さんも医療のためのご尽力、よろしくお願いいたします。

3章

腎代替療法にかかわる診療報酬改定

診療報酬とは

中元　前章においては腎代替療法について説明をしてきましたが、それぞれについて診療上の評価がつけられており、「診療報酬」という言葉が出てきました。

秋野　診療報酬とは、患者さんが保険証を示して、医療機関が健康保険で行う医療に対する対価として全国一律に受け取る報酬です。医師の収入ではなく、人件費、医薬品・医療材料の購入費や施設や設備の維持管理費が診療報酬の中から賄《まかな》われます。医師の診察や手術などの「技術料」と、診療に伴い必要となる薬剤や治療材料などの価格「薬価」等に大別され、患者さんのための医療の質を上げるための創意工夫や新たな技術や薬剤などが開発・導入されており、保険診療の範囲や費用構造を規定する診療報酬を絶えず見直していく必要があります。こうして診療報酬改定は2年に1度実施されています。

中元　はい。

秋野　令和2年度の改定率は、本体とも呼ばれる「技術料」が＋0・55％、「薬価」等が－1・01％で、全体としては－0・46％とマイナス改定でした。本体の内訳は、医科＋0・53％、歯科＋0・59、調剤＋0・16％です。今改定は「救急病院における勤務医の働き方改革の推進」として＋0・08％が含まれています。

中元 1998年以降の改定率をみてみますと、2002〜2006年は小泉政権による「聖域なき構造改革」のおかげで、ものすごいマイナスになっているのがわかります。また、2016年以降も全体改定率がマイナスとなり、厳しい改定が続いているといえます。

そんな中で、秋野さんと取り組んだ過去3度の透析領域の改定は、満足できるものが続きました。ここでは、どうして私たちが2年に1度の診療報酬改定のプロセスを大切にするのかもお話ししたいと思います。

秋野 それでは、透析領域における改定のポイントを振り返ってみましょう。

重症化予防と共同意思決定の推進で診療の質の向上を目指す

中元 3度の診療報酬改定の機会を通じて、必要な医療に対する評価をどう診療上の評価に反映させていくかということを秋野さんと取り組んできました。

取り組んできたことは、①合併症予防を含む重症化予防の推進と、②患者との共同意思決定（shared decision making：ＳＤＭ）の推進です。

どうしてこれらの取り組みを進めたのかといいますと、日本は２００７年に65歳以上人口が21・５％に達して超高齢社会に突入し、その後も急速に少子高齢化が進行しています。その中で医療を含めた持続可能な社会保障制度を維持していくためにも、**国民の健康寿命延伸を達成していくことは国の重要な政策課題**となっています。しかし生活習慣病の有病者は増加傾向にあり、糖尿病などの生活習慣病に起因して慢性腎臓病（ＣＫＤ）から末期腎不全に至り、慢性透析療法を受けている患者の割合も年々増加しています。生活習慣病やＣＫＤの予防および重症化予防に向け、国として具体的な取り組みを進めることは必須といえます。

そうした中、国の医療政策を実行する仕組みの根幹である診療報酬改定では、ＣＫＤ患者および透析患者の「**重症化予防の推進**」が３度の改定において明確な方向性として打ち出されました。まずは、この３度の改定における、「重症化予防の推進」について振り返りたいと思います。

この大きな変化は、これまで胃がん予防を目的としたピロリ菌除菌の保険適用実現など、日本の医療の向上に重要な貢献をしてこられた秋野先生の多大な尽力があったからこそ可能になったものと考えています。そこで、まず秋野先生から、これまでの透析医療をめぐる診療報酬改定につながった背景としての政策面の流れについて、ご説明いただけますでしょうか。

1つ目の柱―重症化予防の推進

秋野　そもそも医療の目的の1つは「重症化予防」であり、胃がん予防のためのピロリ菌除菌の保険適用についても、慢性胃炎から萎縮性胃炎、胃がんと進行する重症化の流れを予防することを目指したものでした。同様に、慢性腎臓病（ＣＫＤ）から透析導入、さらに合併症の発症とその重症化に進展していく流れについても重症化予防の取り組みが、不可欠だと考えていました。

そこで、毎年、閣議決定される「経済財政運営と改革の基本方針」、いわゆる「骨太の方針」の中にそうした理念が明記されることが重要と考え、与党審査において積極的な働きかけを続けてきました。その結果、骨太の方針２０１５では「がんを含む生活習慣病を中心とした疾病の予防、合併症予防を含む重症化予防」の文言を目指すべき課題として初めて盛り込むことができました。直近の骨太の方針２０１８には「糖尿病等の生活習慣病や透析の原因にもなる慢性腎臓病及び認知症の予防に重点的に取り組む」と、「透析」と「慢性腎臓病」の文言を具体的に盛り込みました。そして骨太の方針２０１９では「糖尿病などの生活習慣病や慢性腎臓病の予防・重症化予防を推進する」と、ＣＫＤの重症化予防について、幅広く言及されるかたちとなりました。

下肢末梢動脈疾患指導管理加算を新設

中元　糖尿病に合併する糖尿病性腎症は、慢性透析患者の原疾患に占める割合が長年、増加の一途をたどっており、２０１８年12月末には42・３％に達しています。また糖尿病を有する透析患者に合併する下肢末梢動脈疾患（ＰＡＤ）は、重症化すると下肢切断を含む著しい予後悪化をもたらします。こうしたことは、以前から透析医療の現場で重大な問題でしたが、秋野先生がご説明されたように、具体的な文言が国の方針に盛り込まれたことで、対策が実際に動き出していることを実感しています。

秋野　骨太の方針に明記されたことが根拠となり、その後の診療報酬改定というかたちで慢性腎臓病（ＣＫＤ）患者および透析患者の重症化予防に向けた取り組みが実現していきました。その端緒が、骨太の方針2015を根拠とした平成28年度診療報酬改定における**「下肢末梢動脈疾患指導管理加算」の創設**です。PADの重症化予防を目的とした透析患者のフットケアの重要性は、以前から透析に携わる医療従事者の間で認知されていたわけですが、初めて診療上の評価として加算が認められることになったのです。

中元　このように診療報酬改定は診療の質を上げる目的をもって行うものです。この加算の新設をきっかけに、透析患者の予後を向上させるうえでのフットケアを含むPAD治療の重要性について、さらに認知度が高まったと思います。加えて、看護師を中心とする医療者のフットケアへのモチベーションも大いに引き出され、全国の透析施設で積極的な取り組みが進められるようになっています。こうした新しい流れは、明らかに秋野先生の国に対する働きかけの方向性が、透析医療現場のニーズに非常にマッチしたものであったことを意味していると思います。

秋野　下肢末梢動脈疾患指導管理加算の創設が実現した要因の1つとして、PADを有する透析患者が下肢切断に至ると、きわめて生命予後が不良であることが挙げられます。透析患者の約4％が足を切断し、ひとたび足を切断すると約半数の方が1年以内にお亡くなりになる。このデータは非常に衝撃的であり、**透析患者の下肢救済が健康寿命の延伸につながる**として加算が創設されました。

中元　私はこの改定について、腎代替療法の医療の質の向上に向けた医療機関の取り組みを評価し、後押しすることが明確に打ち出され、**国が重症化予防を推進する方針に転換した**ものと受け止めています。しかし、重症化予防を推進して、医療の質を上げるための加算を創設したといっても、近年、透析医療費の増大が国民医療費を押し上げていることに対し、医療保険財政の観点から厳しい目を向けられる場面が増えており、診療報酬改定の際にもそうした見方がベースになり、引き下げ圧力として働いてきたと思います。しかし日本の透析患者の予後は世界の中でも良好であり、高い生活の自立度やＱＯＬ（生活の質）を保つことで良好な社会復帰状況が達成されています。

それを踏まえると、透析は決してコストの高い医療ではなく、むしろ費用対効果に優れた医療であると考えており、透析医療の診療報酬体系を設計していくうえでは、その捉え方を前提にする必要があるのではないかと思います。

秋野　おっしゃるとおりです。日本の透析医療の質は世界でもトップクラスの水準といわれています。命を救うだけでなく、多くの方が治療と両立して仕事をしたり人生を楽しんだりしています。しかし、このわが国の透析医療の質の高さを台無しにしてしまうのが足病などの合併症なのです。だからこそ、ＡＤＬ（日常生活動作）低下、予後悪化につながる合併症の予防を含む重症化予防に向けて、医療の質をさらに向上させていく取り組みが不可欠です。その方向性を、診療報酬上の評価として適切に示していくことが、今後も引き続き求められます。

重症化予防と共同意思決定の推進

秋野　一方で、国は、これからの医療の1つのかたちとして、在宅医療を活用した地域包括ケアシステムの構築も目指しています。しかしわが国では、透析医療の主体は施設が担っており、また海外と異なり腎移植も根づいているとはいえません。地域包括ケアシステムを構築する中で、適切に腎代替療法を提供するためには、施設で行う血液透析以外の選択肢として、腹膜透析や腎移植も選択できる環境が不可欠です。患者さんの意思をどう受け止めるか。そのため平成30年度診療報酬改定では、重症化予防を推進するために、患者さんと**共同意思決定**（shared decision making：ＳＤＭ）**の**

プロセスのもとで適時適切な腎代替療法選択を推進することも主眼の1つとされました。

中元　確かに平成30年度改定では、８学会の理事長と秋野議員も交えて議論したとおりに、ＳＤＭを取り入れたより適切な腎代替療法選択が評価されるようになった点が大きなポイントであったと考えています。従来、日本では世界の中でも血液透析の比重が大きく、腹膜透析患者の割合が極端に少ないという特異な状況が続いてきました。血液透析、腹膜透析、腎移植という腎代替療法の選択肢について、導入前の時点から患者さんに情報提供し、理解を得ることの重要性は、２００９年に日本透析医学会より発行された『腹膜透析ガイドライン』に明示されています。しかしながらその後も、偏りのない十分な情報提供が確実に行われるようになったとはいえない実態が指摘されていました。医師は患者さんに選択肢を十分に説明していなかった、さらに、医師が患者さんに選択肢を示すだけでは改善しなかった、そこでＳＤＭを推進して医療の質を上げることにしました。

秋野　平成30年度改定において、腹膜透析や腎移植の推進に向けた取り組みや、それによる導入実績が加算の要件になったことで、適時適切な腎代替療法選択が進む環境が整備されたと考えています。それでは、どのように療法選択を行っていくかをお伺いしていきます。

患者視点で透析医療の質の向上を追求

中元　改めて、近年の透析医療に関連する診療報酬改定の変遷を振り返ると、平成14年度改定での「人工腎臓」の技術料の大幅引き下げや、平成18年度改定での夜間加算・休日加算の引き下げ、エリスロポエチン製剤の技術料への包括化などが、透析医療の現場に甚大なインパクトをもたらしました。エリスロポエチン製剤は、慢性腎臓病（CKD）に合併する腎性貧血を改善する目的で透析患者に広く用いられています。透析患者数の右肩上がりの増加が続く中で、透析医療費の増大を抑える目的でこうした改定が行われたとはいえ、透析医療の質への影響という観点からすれば、いずれの改定も単純にマイナスの影響をもたらすものでしかなかったといわざるをえません。そこには診療の質を上げる意図があったのでしょうか。患者さんの意思を尊重することを、当たり前と軽くみていたのではなかったでしょうか。

秋野　おっしゃるとおりです。これに対し、平成28年度改定では下肢末梢動脈疾患指導管理加算の創設、平成30年度改定では腎代替療法の療法選択の推進と腹膜透析や腎移植の推進に資する取り組みや実績等を評価、令和２年度改定も、その流れが強化されるなど、透析医療関連で多くの点が変わりました。

慢性腎臓病の保存期から重症化予防を推進

中元　私も画期的な改定であったと評価しています。３点挙げてみましょう。

１点目として、「付録３」に示しておりますが、新規透析導入患者数の抑制を目指した糖尿病性腎症重症化予防をさらに推進するため、平成24年度に新設された糖尿病透析予防指導管理料の算定対象患者の範囲が、平成30年度には、「高度腎機能障害患者指導加算」として、推算糸球体ろ過量（ｅＧＦＲ）が45（mL／分／１・73㎡）未満に拡大され、腎機能障害がより軽度な患者さんまで含められるように変わりました。

秋野　まさに、重症化予防の推進の一環として、より重症度の高い時点で重症化予防を図る「下肢末梢動脈疾患指導管理加算」と共通した方向性として、より重症度が低い時点で介入する「糖尿病透析予防指導管理料」と、重症化予防の推進が広がりをみせました。

中元　実際、レセプトデータの分析から、糖尿病透析予防指導管理料の算定が多い、すなわち糖尿病性腎症重症化予防への取り組みが活発な地域ほど、血液透析導入についての算定が少ないことが示されています。この流れは令和2年度改定においても維持され、腎代替療法を開始する前の保存期腎不全患者に対する「腎代替療法指導管理料」が新設されました。**早い段階から、腎代替療法に関する情報提供を行う**ことで、重症化予防で生命予後の改善が期待できるだけでなく、**療法選択に時間をかける**ということが背景にあります。

「腎代替療法指導管理料」は500点で、患者さん1人につき2回算定することができます。その要件は後でもお話ししますが、質の高い医療機関で1回の指導を30分以上行った場合であり、対象となる患者さんは、慢性腎臓病（CKD）で3カ月前まで直近2回のeGFRいずれもが30mL／分／1・73㎡未満か、あるいは急速進行性糸球体腎炎などによる腎障害により、急速な腎機能低下を呈し、不可逆的に慢性腎臓病に至ると判断される場合です。

秋野　質の高い医療機関で、熟練した医療従事者によるさらなる質を担保したうえで、早期から重症化予防と共同意思決定（shared decision making：SDM）を組み合わせようとしていることをご理解いただけるかと思います。

中元　こうした取り組みが、透析患者のフットケア、保存期CKD患者に対する**医療者のモチベーション向上につながる**ことを期待したいと思います。

腎代替療法選択における共同意思決定の実践を評価

中元　先ほど申し上げたように、平成30年度診療報酬改定より、腎代替療法選択において腹膜透析や腎移植を選択肢に含めた共同意思決定（shared decision making：SDM）がより確実に実践される環境が整備されたことも、改定の2点目のポイントとして挙げられるかと思います。

秋野　同感です。血液透析を導入した患者さんの中には腹膜透析や腎移植については知らされていない場合があること、すなわち腎代替療法の選択肢をすべて提示されてみずから主体的に選択したと受け止めている患者さんが少ないことが指摘されてきました。患者さんの意思を尊重し、**患者さんが腎代替療法選択の主体となるべき**であることを明確に打ち出した意味は、非常に画期的と評価しています。

中元　具体的には、「付録2」に示されていますが、「導入期加算」が見直されて「導入期加算1」および「導入期加算2」に分けられ、平成30年度改定においては、まず加算1の300点を算定するためには、患者さんに対する腎代替療法の十分な説明が要件とされました。加えて「付録2」に示すように、加算2の基準として腹膜透析の実施、および腎移植推進の取り組みに一定の実績がある場合は、400点とさらにプラス評価されるかたちとなりました。

秋野　平成29年度に3万7659回算定された導入期加算ですが、平成30年度は導入期加算1が2万181回、導入期加算2が1万3812回算定されています。

中元　どの医療機関も腎代替療法の療法選択を説明して医療の質を向上させてきましたが、令和2年度改定において、加算1は300点→200点に減点、加算2は400点→500点に増点され、平成30年度よりさらに傾斜がついています。さらに、加算2の要件が厳しくなりました。「付録2」に示しておりますが、腹膜透析に関する要件は変わらないのですが、腎移植に向けた手続きを行った患者さんの数は「2年で1人（平成30年度改定）」から、「前年度に3人以上（令和2年度改定）」と厳しくなったのです。この3人以上の要件について、どう解釈すればいいですかということも細かく厚生労働省と打ち合わせてきました。

秋野　中元先生は「腎移植に向けた手続きを行った患者」が「臓器移植ネットワークに腎臓移植希望者として新規に登録された患者」と定義されていることについて、厚生労働省に疑義解釈を行い、厚生労働省は令和2年4月16日に解釈を示しました。

中元　前章でも説明しましたが、移植登録を行った方が累計4万4996人のうち、約半数の2万968人の患者さんが登録を取り消しています。移植登録を取り消した患者さんにも改めて腎代替療法の選択に向けてSDMを行うことは重要なのです。ですから、念のために、臓器移植ネットワークに腎臓移植希望者として登録後1年以上経過し、当該登録を更新した患者さんについても含まれるかということを聞きたかったのです。

秋野　厚生労働省は当然に「含まれる」と解釈を示しました（「付録6」参照）。

中元　秋野さんは透析医療の細やかな制度設計に力を貸してくれました。

秋野　中元先生は、透析医療機関の医さんには透析医療の細や療従事者の質の高さも評価するべきとおっしゃっていましたね。

中元　はい。加算3の新設を目指したのですが、先ほど議論した「腎代替療法指導管理料」については、加算2を算定できる医療機関を前提として、さらに①腎臓内科診療の従事経験3年以上の専任常勤医師、②5年以上の看護師経験、3年以上の腎臓病患者看護経験をもつ専任常勤看護師、③腎臓病教室の定期的に実施を満たす医療機関で算定されることになりました。

秋野　「透析導入期加算2」を算定できる医療機関において熟練した医療従事者が、早期からの腎代替療法の選択肢を示すことを評価しました。実質的に中元先生の目指したとおりになりました。

中元　はい。腎代替療法の説明に関しては「関連学会の作成した資料又はそれらを参考に作成した資料」を活用することも明記されていますが、これに該当するツールとして日本腎臓学会や日本透析医学会を含む5学会共同で冊子『腎不全 治療選択とその実際』を発行しています。さらに、導入期加算2の算定基準を満たす場合は、慢性維持透析患者外来医学管理料3００点にも、平成30年度新設の「腎代替療法実績加算」1００点がプラスされるかたちとなっています。

秋野　維持透析に加算が認められたのは、大変に画期的なことだと思います。適時適切な腎代替療法選択を促す改定によって目指しているのは、単に血液透析の導入を減らして腹膜透析あるいは腎移植の普及を図ることではなく、患者さんの希望があればそれらの選択肢にアプローチできる体制がきちんと整備されるよう、医療側の取り組みを促したものです。あくまで腎代替療法をめぐる医療の質の向上を実現するための1つの柱として、適時適切な腎代替療法選択の推進がなされていると考えています。

有利となる各種加算

中元　3点目のポイントとして、血液透析についても医療の質の向上を目指し、各種加算の新設などの見直しが行われました。具体的には、平成30年度診療報酬改定において、6時間以上の長時間透析に対する150点の加算が新設されたほか、夜間・休日加算が300点から380点に引き上げられました。また、著しく透析に難渋する認知症患者や骨折がある二次性副甲状腺機能亢進症患者などに対する障害者等加算も、120点から140点に引き上げられました。

秋野　血液透析に関するこれらの見直しは、質の高い透析医療を提供する施設の取り組みを高く評価しており、かつ合併症の予防・重症化予防にもつながる有意義なものであると考えています。例えば、オーバーナイト透析を含む長時間透析は患者のQOL（生活の質）を向上させ生命予後に関して貢献が期待できる治療法であり、今回の改定により普及の後押しとなることを期待します。中元理事長と提案してきた累次の改定は、かつてのように単に透析医療費抑制を目的としたマイナス改定ではなく、**腎代替療法の適時適切な選択と血液透析の質の向上の両輪で腎代替療法全体の質向上を図ることに主眼があった**といえましょう。

中元　さらに、令和2年度改定においては、血液透析の導入期加算の要件も見直されました。導入期の1カ月間は手厚く評価されているのですが、令和2年度改定において、1日につき、4時間未満の場合は1300点→1200点に、4時間以上5時間未満の場合は2400点→2500点となり、時間をかけて寄り添うことを評価しています。

腹膜透析実施施設数も徐々に増加

秋野　累次の改定に対する医療機関の受け止めはいかがでしょう。

中元　平成30年度診療報酬改定以降のレセプトデータを分析すると、まず患者さんに対する腎代替療法の説明にしっかり取り組んでいることを意味する、導入期加算1の算定施設数は、2018年4月の時点で3145施設であったのが、同年12月には

３３７４施設まで増加していました。また腹膜透析を実施しており、腎移植推進にも取り組みの実績があることを意味する、導入期加算２の算定施設数は、２０１８年４月の時点で６２６施設であったのが、同年12月には６８４施設まで増加していました。透析施設に占める腹膜透析実施施設の割合としてはまだ20％に達していないのが現状と思われますが、徐々に増えてきています。

秋野　診療報酬改定の効果で、短期間で、適時適切な腎代替療法選択の推進で、腹膜透析と腎移植の選択も増えており、透析医療の現場が着実に変化を遂げていることがうかがえますね。さらに、腹膜透析を推進するため、回復期リハビリテーション病棟入院料、地域包括ケア病棟入院料、特定一般病棟入院料は、腹膜灌流にかかわる費用の入院料への包括を見直して、別途算定が可能となりました。

中元　これも画期的なことです。

秋野　腎移植については、生体腎移植が２０１７年の１５４４例から２０１８年には１６７３例と１２９例増加した一方で、献腎移植（心停止および脳死）は２０１７年の１９８例から２０１８年には１８２例と16例減少したということです。また、厚生労働科学研究の結果、わが国のデータとして、腎移植を受けた方の心疾患・脳血管疾患による死亡率は、透析を受けている方のそれと比較して、有意差をもって低かったそうです。**腎移植がQOL（生活の質）の向上と財政上の効果だけでなく、重症化予防策の1つ**なのですね。今後も、腹膜透析患者数、腎移植症例数の推移に注目し、これまでの改定の成果を検証していきたいと思います。

腹膜透析は地域連携型医療への転換が求められる

中元　ここまで、特に平成30年度診療報酬改定が腎代替療法の質の向上にどう寄与したかを振り返ってきましたが、今後、さらに取り組みを強化する必要がある残された課題を考えると、第1には腹膜透析の普及・均てん化に向けた診療環境の整備が挙げられるかと思います。そのためには、地域医療連携の促進や専門性を備えた人材の育成など、医療現場の努力に加えて、さらなる診療報酬体系の見直しによる支援も不可欠と考えられます。

秋野　腹膜透析は、高度な専門性を要する治療であり、知識と技量を備えた看護師と臨床工学技士などとのチーム医療の実践が求められることになりましょう。従来、医療提供体制が整っている地域基幹病院を中心に自己完結型医療として行われてきたたかと思います。しかし、地域包括ケアシステムの今回の改定によって、より多くの透析施設が腹膜透析に取り組むこととなり、看護師や臨床工学技士の活躍が期待されています。今後は、特に導入期において透析施設が基幹病院と明確な役割分担のもとに、**地域連携型医療として腹膜透析を行っていくかたちへの転換も必要になってくる**と思います。もちろん、腹膜透析を行える医師や医療従事者の育成が重要になります。

中元　地域連携については、例えば基幹病院は導入時の管理・指導、緊急時の対応、腹膜透析を指導できる医師やスタッフの派遣による教育などを担い、連携する透析施設は導入前の適応患者選定および患者指導、導入後の外来管理指導などを担うかたちが考えられます。

他方、高齢患者に対し地域包括ケアを実践していく観点からも、在宅医療において腹膜透析の活用をさらに推進することが求められています。

秋野　在宅医療がその受け皿となるための診療上の評価を見渡しますと、平成30年度改定では、「在宅患者訪問診療料」が（Ⅰ）と（Ⅱ）に区分されて、1人の患者につき複数の医療機関で訪問診療料が算定可能になったことで、透析施設が在宅患者の主治医の求めを受けて訪問診療を行うことが新たに評価されるようになりました。また、

「在宅時医学総合管理料」および「施設入居時医学総合管理料」において包括的支援加算の要件に、在宅自己腹膜灌流は含まれており、手厚い対応となっています。したがって、在宅医療と連携して腹膜透析を行うための診療上の評価は整えられていますので、**どの地域でも安心して腹膜透析を選択できる環境を整える必要がある**かと思います。

中元　人材育成が必要であり、透析関連の専門医や、専門資格・認定資格を取得した看護師、臨床工学技士が関与する場合に算定できる加算を「導入期加算３」として新設し、育成にインセンティブを付与することを検討してもよいのではないかと考えます。

腹膜透析患者のＱＯＬを上げる取り組みに対する評価

中元　私はまた、血液透析と腹膜透析を組み合わせた腎代替療法という選択肢もあっていいのではないかと秋野さんや会員と議論してきました。

秋野　私も大賛成ですと申し上げてきました。これについても令和２年度診療報酬改定において実現することができました。

中元　大変に驚きました。腹膜透析患者が他医療機関で血液透析ができるように要件が見直されました。腹膜透析患者が他の医療機関で血液透析を受けると、腹膜透析を管理する医療機関は「在宅自己腹膜灌流指導管理料」を算定し、他医療機関は「人工腎臓」を算定できます。

秋野　就労する腹膜透析患者にとって、職場の近くの医療機関で血液透析を受けたいという要望を聞いていました。以上のような平成30年度改定にて腎代替療法の残された課題の解決に向け、医療者の方々がそれぞれの臨床現場で積極的に努力され、学会の公開された場で議論がなされていきました。それらの取り組みを支援する方向性で今後の診療報酬改定が検討されていくよう、さらに尽力していきたいと考えています。今後も、適時適切な腎代替療法選択の推進において、実績を上げている医療機関はもっと評価されるべきです。重症化予防を推進して**医療の質を向上させる流れを止めてはならない**のです。

献腎移植の重要性の啓発や透析患者の認知症対策も重要な課題

秋野　一方で、佐賀県腎臓病協議会の佐藤博通氏はじめ多くの患者さんからご指摘をいただいてきたことは、腎代替療法の療法選択を推進するには、腹膜透析も腎移植も選択できるようにしなくてはならないということです。特に献腎移植、すなわち心停止下献腎移植は、最近10年間に約3分の1まで減少していることを指摘されました。脳死下献腎移植の症例数がやはり限られることを考えると、献腎移植の重要性について広く社会の理解を得る啓発が不可欠ではないかと思いますが、中元先生はどうお考えですか。

中元　私も同感です。献腎移植が進まなければ、適切な腎代替療法選択が普及したにもかかわらず移植待機時間だけが延びて、実際に腎移植を受けられる患者さんは増えないということになりかねません。複数の学会で連携し、腎移植の啓発によりいっそう力をいれていかなければならないと思っています。移植は移植医だけが行うのではありません。秋野さんは、臓器提供の負担がかかっていた医療機関を厚生労働省に案内するなどして、声を届けてくれました。令和2年度診療報酬改定においては、これらの医療機関に対して手厚い報酬が認められました。

秋野　医療機関の要望を受けてくださった大口嘉徳厚生労働副大臣（当時）が省内に指示を出して、中央社会保険医療協議会においても臓器提供施設の負担について議論がなされたことは本当によかったです。臓器提供施設においては、医療従事者だけでなく、ドナーとなる患者さんおよび家族にとっても大きな負担がかかっていました。令和2年度改定においては、尊い献腎の意向を尊重するために、同種死体腎移植術について、移植腎の提供のために要する費用として「移植臓器提供加算」を4万点から5万5000点に増点して、実態に見合った評価の見直しが行われました。さらに、ドナーや家族の意向に沿った臓器提供をさらに円滑に進めるため、臓器提供時の施設や担当医の負担を踏まえ、「脳死臓器提供管理料」の点数を2万点から4万点に引き上げて、コーディネートの評価が含まれていることを明確化しました。

中元　腎代替療法の選択肢を示しても、臓器提供医療機関のご協力なしに腎移植はできないのです。**診療報酬改定の機会をとらえてよりよい制度設計に取り組む必要性を知ってもらいたい**と思います。

秋野　ドナーの尊い意思を尊重しようとした取り組みに合わせてもう1つ、認知症を合併する透析患者をどうケアしていくかという問題も重要かと思います。認知症患者に適切な腎代替療法をどう選択していただくのかという課題は、透析患者の高齢化が進む中でますます重要になってくると思われ、現在も障害者等加算の対象に認知症患者が含まれているのは、先ほど中元先生からご紹介いただいたとおりです。アクセスを確保するためにも手厚く評価していくことが必要かと思います。

中元　そのとおりですね。透析患者の認知症合併に関しては興味深い報告があり、腹膜透析は血液透析と比べて認知症リスクが低い可能性がアメリカの大規模レジストリーデータ（血液透析患者11万２９６０例、腹膜透析患者８６６３例）を用いた後方視的解析から示唆されました。また慢性血液透析患者97例を12カ月間追跡した前向きコホート観察研究から、血液透析が脳血流低下を引き起こすことにより認知機能低下に関与する可能性が示唆されました。したがって腹膜透析や腎移植の普及を進めることは、認知症予防の観点からもメリットがあるのかもしれません。

腎代替療法専門指導士の創設と認定

秋野　こうした腎代替療法の情報提供をシステム化するために、中元理事長の挑戦は続きます。

中元　一般社団法人日本腎代替療法医療専門職推進協会を設立します。秋野先生にもご尽力いただいております。

協会設立は、日本透析医学会、日本腹膜透析医学会、日本臨床腎移植学会、日本腎不全看護学会、日本臨床工学士会、日本腎臓薬物療法学会、日本栄養士会が合同で協議し、決定しました。

今後、さらに高齢化や合併症の多様化が進む透析療法において、よりいっそう、チーム医療とその要となる医療専門職の重要性は増すと思われます。そのためにも透析療法に特化した医療専門職の新たな資格認定制度の創設が必要です。このことから、各領域の医療専門職の共通の新資格として「腎代替療法専門指導士」を創設し、その認定を行う団体として同協会を設立することにしました。

秋野　**腎移植の流れをつくる**とおっしゃっていましたね。

中元　はい。よく透析医が腎移植を推進するのですか？　と聞かれます。もともと推進していたのですが。改めて、**腎移植医療と在宅医療（腹膜透析）の推進**を目指します。また、透析の導入を見合わせる患者さんに対して、**緩和を含めた適切な対応を行いうる体制の構築**を行います。

秋野　その具体的な活動目標が、腎代替療法専門指導士の認定と、育成・教育というわけですね。

患者さんの意思を尊重した共同意思決定へ向けて

秋野　適時適切な腎代替療法選択のあるべき姿というテーマをめぐっては、２０１９年3月の新聞報道によって社会の注目を集めた血液透析終了の事例をきっかけに、日本透析医学会で再検討が始まった「透析見合わせ」のあり方の議論も非常に重要です。報道がなされた当初は、事例が発生した病院に対して批判の声も多く上がる状況でしたが、同病院からの依頼を受けて日本透析医学会が調査を行うとともに今後の医療提供のあり方についての議論を行い、その結果を２０１９年5月31日に『日本透析医学会ステートメント』（以下、ステートメント）として発表しました。その中で日本透析医学会は、中元先生を先頭に、今後の同様な透析見合わせ事例に透析医療の現場が適切に対応していくための基本指針を示すべく、新たな提言の作成に着手しました。日本透析医学会の提言の策定に向けた問題意識や考え方について、お聞かせください。

中元　今回の事例で広く社会からの注目が集まった、**透析患者自身による透析見合わせ**というのは、決して特異な事象というわけではないという実態があります。中小規模のクリニックも含め、透析医療の現場にとってはしばしば直面し困難な対応を迫られている重大な問題です。それに対し、私たち医療者側が患者さん本人の意思を無視して治療を強《し》いることは当然できません。医療者にまず求められる責務としては、透析治療がなぜ必要なのかをきちんと説明して患者さんの理解を得る最大限の努力であると考えています。

というのは、治療のつらさから患者さんが透析見合わせの意思を示している場合、腹膜透析や腎移植といった**血液透析以外の治療選択肢についての説明が十分になされることで、その意思決定が覆ることも実際にある**からです。先に話題にのぼった、適切な腎代替療法選択の説明は、まさにこの観点から非常に重要な役割を持ちます。

治療選択の判断の基本となるのは患者さん本人の意思であり、患者さんがしっかりとした判断能力を備えたうえで意思を表明しているかぎりは、透析見合わせという選択も含め、その意思が最も尊重されるべきと考えています。**医療者側が一方的に判断して医療を提供することは避けるべき**であり、あらゆる選択肢を含めて**患者さんの意思決定に資する十分な説明を行うこと**が求められます。

秋野　例えば、患者さん本人がもともと透析治療継続への意思を明確に示していたとして、その後、合併症などで意識不明となったときに、家族が「これ以上治療でつらい思いをさせたくないから透析見合わせを選択したい」といった意思を示すケースがありうると思います。そうした場合でも、判断能力をもった患者さん本人の意思が示されていた以上は、たとえ家族の意思とは異なっていようとも、本人の意思を判断の根拠として最優先する必要がある、というわけですね。

中元 そのとおりです。そしてこの観点からより慎重な対応が必要になるのが、乳幼児や認知症の高齢者、精神疾患患者といった患者さん本人の意思の表明が不可能なケースです。こうしたケースでは、判断能力という点で弱者である患者の立場を守る目的から、多職種からなる組織として倫理委員会を開き、対応を検討することが基本になると考えます。たとえ家族が治療終了の意向を示していたとしても、果たしてそれが妥当なのか、他の選択肢はないのかといった議論を行って判断することが不可欠ということです。ただし、中小規模の施設を中心に、倫理委員会の設置が困難な医療機関も多く、そうした臨床現場での苦悩は非常に大きいのが実際のところです。そのため日本透析医学会では、判断が困難なケースへの対応について、「道しるべ」として一定の方向性を示すことができる提言を作成しました。これからも、議論を重ねていきます。

社会に受け入れられる学会提言を目指して

秋野　診療報酬改定における腎代替療法を選択するという意味は、血液透析、腹膜透析、腎移植の3つの中から共同意思決定（shared decision making：SDM）する過程において、「透析の見合わせ」も現場においては俎上に上がってきたことでしょう。先生は、第4の選択肢として、透析見合わせを同等の位置づけで明示すべきというお考えでしょうか。

中元　そこは今でもきわめて悩ましい論点です。患者さんのよりよい生活を目指すという基本に加え、社会に受容される方向性ということも念頭におくと、やはり透析見合わせという選択肢は最初から提示すべきものではないと考えていました。**患者さん本人が透析治療も腎移植も拒否する意思をはっきり示す場合に、初めて透析見合わせを含めた説明が必要になる**のではないかと思います。

秋野　今回の血液透析終了の事例をめぐる報道の一部には、医療者による死への誘導といったような批判も見受けられましたが、社会には、そうした受け止め方もあることを考慮しながら、透析見合わせをめぐる議論を進めたということですね。

中元　そのとおりです。日本透析医学会の基本的スタンスとしては、ひとりひとりの患者さんによりよい医療を提供することを追求する学問の場として議論を重ね、学会外からも多くの意見をいただいたうえで、患者さんのより幸せな人生のためになり、かつ社会に受け入れられる提言をつくっていくことを目指しました。この点は、次章で、しっかりとお話ししたいと思います。

ＨＩＦ-ＰＨＤ阻害薬とは

秋野　最後に、令和2年度診療報酬改定の重要なＨＩＦ-ＰＨＤ阻害薬とバスキュラーアクセスの評価について話し合いましょう。

中元　まず、ＨＩＦ-ＰＨＤ阻害薬は、２０１９年9月に腎性貧血の治療薬として承認されました。今後、腎性貧血に対する治療法としてエリスロポエチン製剤と双璧を担うことになります。

秋野　ノーベル賞と関係するホットな話題ですから、改めてその背景もお話ししていただきましょう。

中元　２０１９年、「細胞による酸素量の感知とその適応機序の解明」により、ノーベル生理学・医学賞は、米国ジョーンズ・ホプキンズ大学のグレッグ・セメンザ教授、英国オックスフォード大学のピーター・ラトクリフ教授、米国ハーバード大学のウィリアム・ケリン教授に贈られました。細胞が体内の酸素レベルが低下したときに応答する仕組みを解明したのです。

秋野　低酸素時に腎臓がエリスロポエチンを分泌して赤血球を増やし、酸素を運搬する能力を強めることはすでにご説明いただきました。

中元　そこで、腎機能が低下すると、エリスロポエチン産生が低下することで、腎性貧血が起こり、体内組織は低酸素状態におかれることになります。

秋野　エリスロポエチンをなんらかのかたちで補わなくてはならず、これまでは、エリスロポエチン製剤で補っていたわけなのですが、そもそも細胞がどのように体内の酸素濃度を感知しているのかはわかりませんでした。

中元　セメンザ教授は、ＨＩＦ-１(hypoxia-inducible factor-１）タンパクを発見し、ＨＩＦ-１が低酸素時にエリスロポエチン遺伝子の活性化を誘導することを明らかにしました。

秋野　ＨＩＦ-１がどのように誘導するのでしょう。ノーベル賞の世界に触れてみた

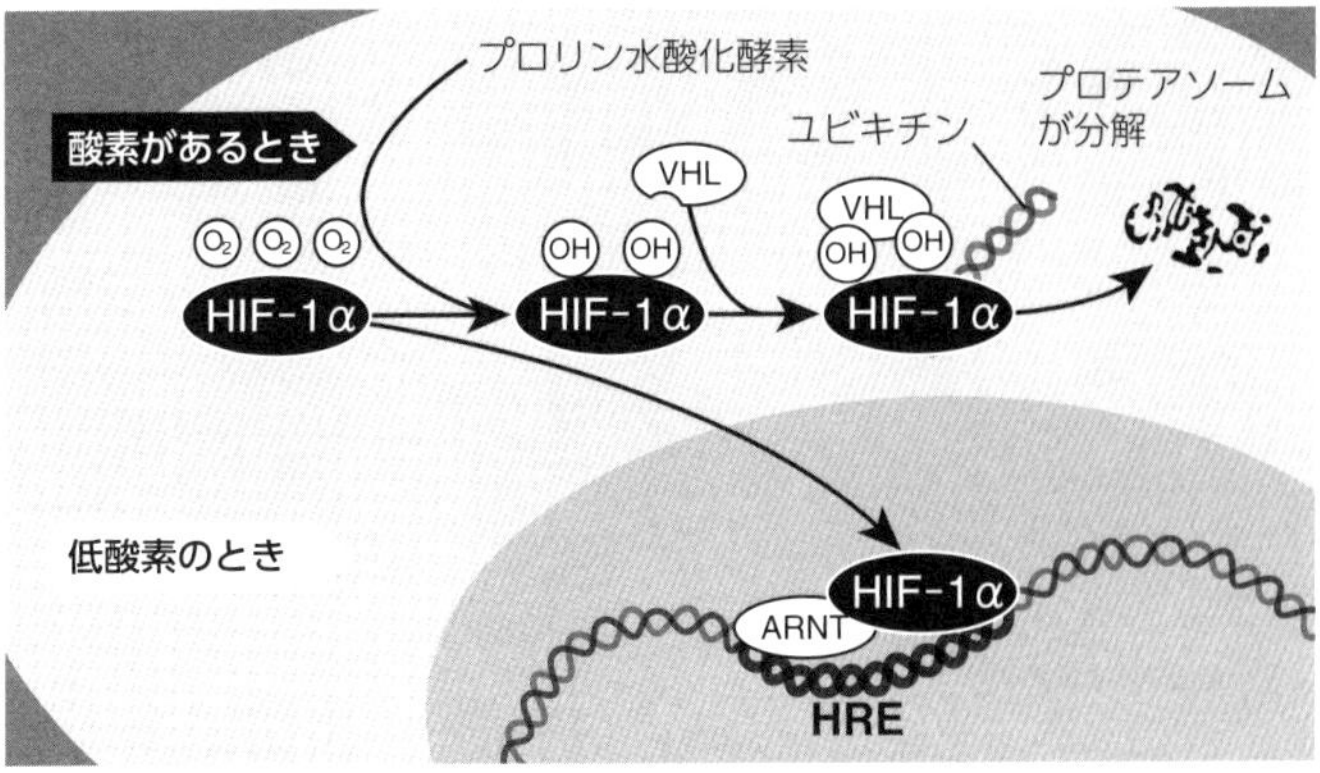

HIF-1 の概念図

いと思います。

中元　セメンザ教授は1995年にHIF-1が、HIF-1α（=HIF-1のα鎖）とARNTという2つの転写因子の複合タンパク質であることをつきとめ、酸素があるときの細胞内にはHIF-1αがほとんどなく、低酸素時の細胞にはHIF-1αが増加していることを明らかにしました。

秋野　低酸素時にはどうして細胞内でHIF-1αが増加するのでしょう。

中元　図をみてください。本来、HIF-1αにはユビキチンがついて、プロテアソームにより分解されるのですが、低酸素時には、HIF-1αにユビキチンがつかず、プロテアソームに分解されないためにHIF-1αが安定化して増えていくのです。

秋野　では、細胞はＨＩＦ-１αの濃度によって低酸素であることを検知するのでしょうか。

中元　秋野さんの問いは意外なかたちで解決されました。ケリン教授は、がんが多発する遺伝性疾患であるフォン・ヒッペル・リンドウ病の患者ではＶＨＬというがん抑制遺伝子に変異があることを明らかにしたのですが、ＶＨＬが欠損したがん細胞は、低酸素応答に関連する遺伝子が異常に強く発現することも明らかにしたのです。さらに、ラトクリフ教授は、このＶＨＬとＨＩＦ-１αの相互作用が、ＨＩＦ-１αの分解に必須であることを示しました。両教授は２００１年にそれぞれ、酸素がある環境下ではＨＩＦ-１αがプロリン水酸化酵素によって水酸化されることで、ＶＨＬがＨＩＦ-１αに結合し、さらにユビキチンがついてＨＩＦ-１αの分解に至ることを明らかにしました。

秋野　この発見が創薬につながっていきます。**プロリン水酸化酵素を阻害すればいい**のですね。

中元　そうです。腎臓の間質にあるエリスロポエチン産生線維芽細胞に作用して、患者自身の体内のエリスロポエチン産生を高める新しい治療法ができました。2019年9月には、プロリン水酸化酵素を阻害することでHIF-1αを活性化し、エリスロポエチンの遺伝子を活性化して腎性貧血を治療する薬も承認され、即座に保険適用に導かれたことを嬉しく思っています。

秋野　腎性貧血は1300万人を超える慢性腎臓病（CKD）の主要な合併症であり、これまではエリスロポエチンを補充するという治療でした。

中元　遺伝子組換えヒトエリスロポエチン製剤としてアミノ酸を置換させたダルベポエチンαや赤血球産生の受容体を刺激する持続性エリスロポエチン受容体活性化剤（continuous erythropoietin receptor activator：CERA）など、血漿半減期を延長させることで何度も注射をする負担が軽減し、通院間隔を延長させることができました。これらの製剤により、患者さんが輸血を必要とする機会も減り、心肺機能の改善などQOL（生活の質）が向上しました。

エリスロポエチン製剤とHIF-PHD阻害薬

秋野　HIF-PHD阻害薬は内服治療を可能にしましたね。今後、どのように使い分けていくことになりますか。

中元　従来のエリスロポエチンを用いた治療はこれまでの経験上、安全で有効性が高いといえます。その一方で、皮下・静脈注射に伴う侵襲性、エリスロポエチン抵抗性や血栓による合併症などの課題もありました。エリスロポエチンは注射薬のため、必ず通院する必要があることも問題でした。

一方、ＨＩＦ-ＰＨＤ阻害薬は経口内服製剤であり、治療に伴う侵襲はほとんどなくなります。さらに通院間隔の課題が改善することが期待されます。特に透析導入前の保存期ＣＫＤ患者に使いやすいと考えます。また、ＨＩＦ-ＰＨＤ阻害薬によりＨＩＦが安定化されることで、体内の鉄利用効率が高まり、例えばＣＫＤにはしばしば慢性炎症状態を合併しますが、慢性炎症状態ではエリスロポエチンに抵抗性があります。すなわち、エリスロポエチンの反応が低下します。ＨＩＦ-ＰＨＤ阻害薬はこういったことにも効果があるのではないかと思います。

秋野　気をつけることはありますか。

中元　ＨＩＦ-ＰＨＤ阻害薬の投与によりエリスロポエチン産生が高まるだけでなく、様々なサイトカインを誘導します。その他の影響については慎重にモニタリングしていくべきでしょう。長期使用の安全性はこれから積み重ねていくことです。過去にも腎性貧血の新規治療薬として米国で承認された製剤が、過敏性反応のため短期間で販売中止となったこともありました。ＨＩＦ-ＰＨＤ阻害薬についても、症例を積み重ねて詳細に有効性と安全性を両面から検討し続ける必要があります。

秋野　中元先生はエリスロポエチン製剤またはＨＩＦ-ＰＨＤ製剤の選択が財政上の観点からでなく医学的な観点から行われるよう発信してきました。

中元　当たり前のことながら、**診療上の評価で治療法の選択が行われてはならないこと**を会員には訴え続けています。

秋野　「人工腎臓」の技術料に包括化されているエリスロポエチン製剤と、人工腎臓の技術料に包括化されておらず出来高払いで加算となるＨＩＦ-ＰＨＤ阻害薬では、出来高払いのＨＩＦ-ＰＨＤを選択した方が報酬が増加することになり、中元先生のお言葉を借りれば、医療上の必要性だけで適切な選択が行われるのか、日本腹膜透析医学会にて懸念が示され、会場の皆様とも議論をしました。

中元　一緒に説明をしてくれた秋野さんに感謝します。令和2年度改定では人工腎臓の評価がイ、ロ、ハにおいて一律に56点減点となりました（「付録4」参照）。これは、

薬価　（2019年6月21日現在）

名称	ネスプ® 注射液プラシリンジ	ダルベポエチン　アルファ注シリンジ ダルベポエチン　アルファBSほか
5μg	1,204円	826円(68.6%)
10μg	2,195円	1,459円(66.4%)
15μg	3,123円	2,032円
20μg	3,957円	2,573円
30μg	5,746円	3,586円
40μg	7,019円	4,539円
60μg	10,102円	6,327円
120μg	17,801円	11,162円
180μg	24,864円	15,560円(62.6%)

20μ使用で週に1,400円の差益ありと判断

「人工腎臓」の評価が下がったのではなく、包括化されているエリスロポエチン製剤の薬価が下がっているわけですから、まさに適正化されたものといえます。人工腎臓の評価に、ニ、ホ、ヘが新設され、これはＨＩＦ-ＰＨＤ阻害薬を用いる場合の評価ですが、イ、ロ、ハと比較すると１２６点少なく、平成30年度改定時と比較すると１２６＋56＝１８２点減点していることになります。これは、ＨＩＦ-ＰＨＤ阻害薬の多くが20μgにて処方されることを考慮すると、エリスロポエチン製剤との薬価差は20μg処方で３９５７－２５７３＝１３８４点であり、ＨＩＦ-ＰＨＤを使用した場合の差益が約１４００円になることが背景で、

まったく合理的です。

秋野　細かい議論の末に、診療報酬改定が行われていることも知っていただきたいと思います。

バスキュラーアクセスの処置について

中元　血液透析を行う際には、バスキュラーアクセス、すなわち体から血液を抜き出し戻す出入り口が必要です。方法は、自己血管内シャント、人工血管内シャント、動脈表在化、カフ型カテーテル、非カフ型カテーテル、シングルニードル透析などがありますが、**血液透析患者さんのほとんどは内シャントを作製**しています。

秋野　このバスキュラーアクセスにかかわる処置についても評価が見直されました。中でも最も画期的なことは**経皮的シャント形成術（PTA）の「3カ月縛り」がなくなった**ことです。以前、初回PTAは1万8080点算定されていたのが、今回は1万2000点になったものの、やはりこれは大きな成果です。

中元　はい。

秋野　PTAというのは、透析シャントに生じた狭窄部や閉塞部位を拡張する手術ですね。

中元　そうです。血流を確保するために、血管内にバルーンカテーテルを挿入し、閉塞、狭窄した箇所でバルーンを拡張させ、バルーンの圧力で内側から血管を広げます。シャントは、詰まりだすと1カ月くらいで透析ができなくなったり、時間がかかるようになってしまいます。このときＰＴＡで血管を広げてあげれば、シャントはまた使えるようになります。ですから、大切な**シャントを長期間使用するためには、閉塞や狭窄の早期発見とＰＴＡが必要不可欠**なのです。

ところが、これまではＰＴＡは3カ月に1回に限り算定するとされていました。つまり、造設したシャントに閉塞や狭窄が生じた場合、一度ＰＴＡを行うと、次にまた閉塞、狭窄が起こっても、３カ月待たなければ算定できなかったのです。それを３カ月以内に実施した場合であっても、２回目の算定が可能となったのが今回の改定です。

秋野先生を介して厚生労働省に提案させていただきましたが、おかげさまで今回の改定に反映され、非常に喜んでおります。我々としては、初回の点数が下がっても、３カ月以内の実施を認めてほしいというのが、切なる願いでしたから。

秋野　血液透析患者さんの10％は、シャントが繰り返し閉塞、狭窄するというデータを提出したのも効果的でしたね。厚生労働省は、シャントが詰まるのは医療者の技術的な問題だと思っていたようです。だからその責任は医療者側にあると。でも、そうじゃない、10％の血液透析患者は、繰り返しシャントが詰まるのですよ、ということが伝わったのですね。それで、そういうことなら――と、今回の改定に至ったわけです。

中元　これで10％の人たちは救われます。

秋野　そうですね。**実務に照らしあわせた仕組みになった**ということですね。

4章

提言と法的根拠

透析の開始と継続に関する意思決定プロセスについて

中元　本書に一貫して流れるテーマは、患者さんが適時適切な腎代替療法を選択することです。このたび日本透析医学会がとりまとめた提言（2020提言）は、透析の開始と継続についての意思決定にあたり、医療チームが、患者さんの意思を尊重して最善の医療とケアを提供することを目指したものです。厚生労働省の「人生の最終段階における医療・ケアの決定プロセスに関するガイドライン」に平仄《ひょうそく》をあわせておりますが、踏み込まざるをえなかったところもあります。

秋野　疾病の診断と治療を目的に策定されたものではなく、専門家だけでなく患者さんも提言の策定に参画し、医学的状況、患者さん自身の人生観、家族等の考え方などを専門家と共有して策定されたのですね。

中元　はい。ですから、**客観的証拠（エビデンス）**よりも、**専門家と患者の合意（コンセンサス）**に基づいて、医療チームと患者さんが日常臨床の場でしばしば遭遇している、判断に困っている事例についての意思決定のプロセスを示しました。現場で行われている実務を積みあげたものです。法律家も加わって検討しましたが、立法化が

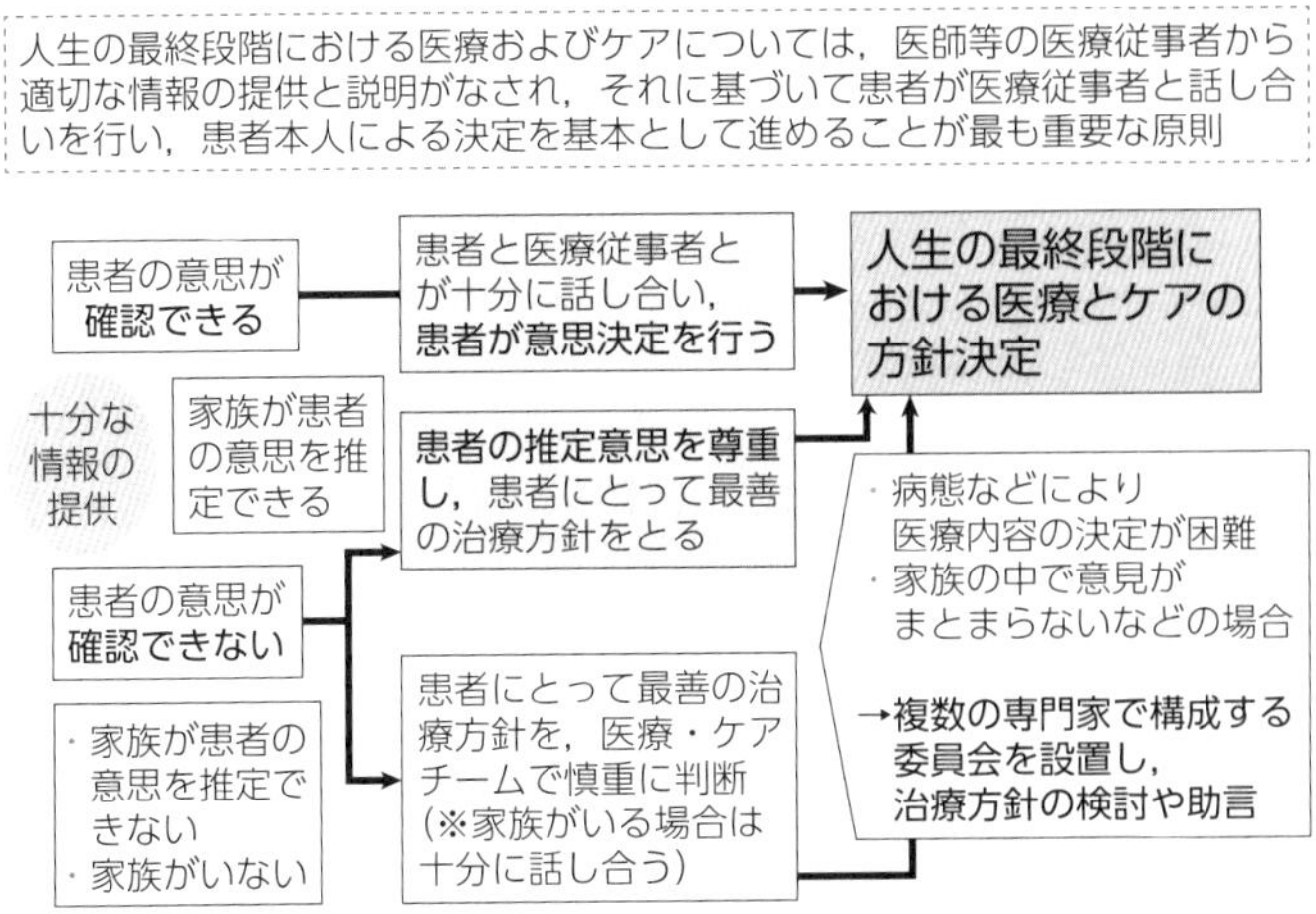
人生の最終段階における医療およびケアについては，医師等の医療従事者から適切な情報の提供と説明がなされ，それに基づいて患者が医療従事者と話し合いを行い，患者本人による決定を基本として進めることが最も重要な原則
患者の意思が確認できる
患者と医療従事者とが十分に話し合い，患者が意思決定を行う
人生の最終段階における医療とケアの方針決定
十分な情報の提供
家族が患者の意思を推定できる
患者の推定意思を尊重し，患者にとって最善の治療方針をとる
患者の意思が確認できない
・病態などにより医療内容の決定が困難
・家族の中で意見がまとまらないなどの場合
→複数の専門家で構成する委員会を設置し，治療方針の検討や助言
・家族が患者の意思を推定できない
・家族がいない
患者にとって最善の治療方針を，医療・ケアチームで慎重に判断（※家族がいる場合は十分に話し合う）

「人生の最終段階における医療の決定プロセスに関するガイドライン」方針決定の流れ（イメージ図）

必要な分野も視野に入れて、法的な整合性についての検討については後で秋野さんと話し合いたいと思います。

秋野　平仄をあわせたとされる厚生労働省の考え方も動いています。

中元　２００７年に作成した「終末期医療の決定プロセスに関するガイドライン」を、２０１５年に「人生の最終段階における医療の決定プロセスに関するガイドライン」に、２０１８年には「人生の最終段階における医療・ケアの決定プロセスに関するガイドライン」（厚労省２０１８ガイドライン）に改訂しました。人生の最終段階の医療とケアについて、患者さんにとって最良の選択を行うプロセスである共同意思決定（shared decision making：ＳＤＭ）と本人が家族等や医療・ケアチームと事前に繰り返し話し合うプロセスであるアドバンス・ケア・プランニング（advance care planning：ＡＣＰ）の概念を盛り込んでいます。

秋野　それでは、日本透析医学会の２０２０提言が、２０１４年にまとめた「維持血液透析の開始と継続に関する意思決定プロセスについての提言」（２０１４提言）からどのように変わったのか、簡単にご説明をいただきましょう。

中元　２０１４提言は、人生の最終段階にあたる維持血液透析患者に対象を限定していました。平成30年度診療報酬改定にて、透析導入時には腎代替療法の適時適切な選択を要件としたことから、腹膜透析患者と末期腎不全患者を対象に加え、さらには急性腎障害に伴う血液透析導入期患者も対象に拡大しました。次に、維持血液透析の「差し控え」と「継続中止」については**「見合わせ」という用語を使用することとし、合意された意思決定はいつでも撤回・修正ができる**ことも提示しました。透析の見合わせについての意思決定に参画する医療チームのあり方を示しました。

患者さんが納得できる尊厳ある人生を送り、患者さんが望む最期を迎えられるように支援するとともに、家族等がよい最期であったと考えられるように、看取りおよびグリーフケアも含んだ心理的および社会的な支援も行うことを目指しました。

秋野　次に、厚労省２０１８ガイドラインと比較しつつ、ご説明をいただきましょう。まず、厚労省２０１８ガイドラインにおいては、「①本人の意思は変化しうるものであること、②自らの意思を伝えられなくなる状況も想定して本人の意思を推定しうる家族等も含めて医療とケアの方針について話しあうこと、③本人の尊厳を追求し、自分らしく最期まで生き、より良い最期を迎えることが重要」としているのですが、振り返って、いずれの項目も人生の最終段階に限ったことではないと思います。

中元　そのとおりです。ＡＣＰとは、年齢や健康状態（＝疾患の時期）にかかわらず、すべての成人が個人的な価値観、人生の目的、将来の医療に関して理解し、共有することを支援するプロセスです。その目的は、人々が重篤で慢性的な疾患をもって暮らす中で、みずからの価値観、目的、選好に合致した医療を受けられるように支援することであり、人生の最終段階という概念とは必ずしも一致しません。

秋野　調査をなさっていましたね。

中元　はい。実際に、２０１４提言を公表した約2年後の全国規模実態調査では、透析を見合わせた患者さんの89・７％が高齢者であり、10・１％は高齢者ではありませんでした。さらに２０１４提言に準拠しない見合わせを23・４％も認めていました。人生の最終段階ではない患者さん本人の強い意思と家族等の意思を尊重した見合わせは、実際に行われていました。医療チームが難しい判断を迫られて苦悩している現状も浮き彫りになり、理事長として悩み続けていました。

秋野　「本人の意思は変化しうるもの」についてはいかがでしょう。

中元　同調査においては、**47・1％の透析施設が透析を見合わせた経験があり、見合わせた患者さんの7・5％が透析を開始／再開していました。**

秋野　臨床現場の取り組みとしてもっと知ってもらいたいことですね。

中元　ありがとうございます。私たちとしては当たり前のことなのです。また、46・1％が認知症患者であり、本人の意思をどう推定するのか、臨床現場において難しいやりとりが続いています。

秋野　認知症といっても背景となる疾患は異なり、認知機能も様々です。どのようにとりまとめを行いましたか。

中元　厚生労働省の「認知症の人の日常生活・社会生活における意思決定支援ガイドライン」に平仄をあわせて、当然のことながら、本人の意思決定は尊重されるべきと考えています。本人の意思決定能力を適切に評価しながら意思決定を支援することが重要と考えています。認知機能の低下した人を支える周囲の人が行う意思決定支援の基本的考え方や姿勢、方法、配慮すべき事柄などを整理して示し、認知機能の低下した人が、みずからの意思に基づいた日常生活や社会生活を送れることを目指すものとしました。

秋野　それでは、透析の「見合わせ」という言葉についてご説明をお願いします。

中元　透析を差し控える、または、透析の継続を中止するのではなく、透析を一時的に実施せずに、病状の変化によっては透析を開始する、または、再開する意味がある用語です。英語表記でも、透析の差し控え（withhold）とか継続中止（withdrawal）といっていたものを、現在ではあわせて、いろいろな選択肢がある中で、よく考えてあきらめる、なしで済ませるという意味をもつforgoと総称されています。

秋野　欧米において透析見合わせの事例はもっと多いと思いますがいかがでしょう。

中元　はい。とても身近な課題です。米国のThe United States Renal Data Systemの２０００~２０１５年までの統計では、透析の継続中止による死亡は、人種や年齢、性別、地域によっても異なるのですが、２０００年の時点で全体の19％に及び、２０

11年に25％とピークに達し、最新の2015年のデータでも23％と報告されており、心血管病、感染症に次ぐ3番目に多い死因なのです。英国では867例の患者さんの12年間にわたる観察で93例（11％）が差し控えと継続中止を選択しています。1966年には3／1000患者・年であった差し控えと継続中止が2010年には48・6／1000患者・年に増加しています。

秋野　透析の見合わせと、保存的腎臓療法（conservative kidney management：CKM）は同じ意味で使ってもいいですか？

中元　はい。**透析を見合わせて保存的腎臓療法を選択するということ**です。2018年のOxford University Hospital Kidney Unit のガイドラインには、差し控えと継続中止の決断に至った場合に患者を放置するのではなく、保存的腎臓療法を実施する必要があることが示されています。それは日本でも同じです。カナダにおいては、保存的腎臓療法は、慢性腎臓病（CKD）のステージ5における治療選択肢の1つとされています。

秋野　保存的腎臓療法とは、どのような治療を行うのでしょう。

中元　後でくわしくお話ししますが、CKDに伴う合併症への対処として高血圧、電解質異常など、その他かゆみ、嘔吐などの対症療法として薬物療法と非薬物療法があります。透析を受けることができない患者さんまたは透析を見合わせる患者さんにとって適切な治療選択肢として認識されつつあります。

秋野 透析の見合わせというと医療者として何もしないような印象を受けますが、保存的腎臓療法というと、何かしているような印象を持ちますね。

中元 海外では、透析を見合わせて保存的腎臓療法を選択した患者さんと腎代替療法を開始した患者さんの予後の比較について興味深い報告があります。オーストラリアのコホートの報告では、保存的腎臓療法を選択しても3年以上の予後はあり、病院よりも在宅やホスピスで緩和ケアを受けて亡くなることが多かったというものと、オランダの報告では、80歳以上の患者さんでは両者の予後に差がみられず、70歳以上では透析を開始した患者さんの予後はよいが、心血管系合併症があると差はなくなったというものです。このように、適切に保存的腎臓療法を行うことで満足できる予後を達成できる患者さんがいる可能性があります。ただし欧米では、療法選択を開始した時期が日本よりも早期であった点は考慮する必要があります。

秋野 生存率だけでなく、QOL（生活の質）や患者さんの満足度についても興味があります。

中元　最近のＱＯＬに関するいくつかの報告をまとめたシステマティックレビューが報告されています。生存率については腎代替療法の方が良好でしたが、ＱＯＬについては同じか、むしろ保存的腎代替療法の方がよかったとの結果があります。ＣＫＤの治療の状況と連続して比較しなくてはなりませんが、日本においてもよく吟味していきたいと思います。

秋野　それでは、腎代替療法と保存的腎臓療法を組み合わせてどのように情報提供を行うのか、お伺いしていきます。平成30年度改定において実現した腎代替療法を適時適切に説明することと保存的腎臓療法選択を医療チームはどのように組み合わせて説明するのでしょうか。

中元　秋野さんと推進した平成30年度改定でしたが、説明に用いる5学会（日本腎臓学会、日本透析医学会、日本移植学会、日本臨床腎移植学会、日本腹膜透析医学会）が作成したパンフレット（２０１９年版　腎不全治療選択とその実際）には、腎移植、腹膜透析、血液透析の３つの治療選択の情報だけが示されています。透析によらない末期腎不全に対する治療とケアである保存的腎臓療法については含まれていません。

秋野　末期腎不全の言葉の定義もお願いします。

中元　本来、末期腎不全とは、腎臓の代償機構が破綻して尿毒症症状が出現した状態ですが、その前に、推定糸球体ろ過量（ｅＧＦＲ）が30mL／分／１・73㎡未満に至った時点で、腎代替療法の選択肢として腎移植、腹膜透析、血液透析に関する３つの情報を患者に提供します。ここまでは従来の対応と変わりません。

秋野　保存的腎臓療法については説明しないのですね。

中元　はい。近い将来に腎代替療法を導入すると思われる時点で、医療チームは末期腎不全の経過を説明しますが、この段階では、尿毒症症状が出現する前に腎代替療法を選択する患者さんとしない患者さんに分かれています。

秋野　まだ、保存的腎臓療法について説明しないのですか。

中元　はい。しません。提言のとりまとめに当たり、末期腎不全の患者にとっては保存的腎臓療法が１つの選択肢である以上、３つの腎代替療法と同時に説明すべきとの意見もありました。しかし、患者さんの意見をそのまま採り入れることにしたのです。

秋野　**患者さんが最初から保存的腎臓療法について説明を受けることを望まなかったのですね。**

中元　はい、そうです。その理由は腎代替療法を選択しなかった患者さんが強い尿毒症症状を経験すると、これまでの意思を変更し、腎代替療法を選択することは決して少なくないからです。保存的腎臓療法の情報提供を行う時期を慎重に判断して、時が来たら、腎代替療法を選択するかどうか、いつ開始するか、どの治療法（腎移植、腹膜透析、血液透析）を選択するか、開始しない場合にはどのような自然経過をたどるのか、これらの利益と不利益について説明します。
ここで、患者さんが腎代替療法を選択しないと決めて、そのことを医療チームに申し出た場合には、医療チームは保存的腎臓療法についての情報を提供し、ＳＤＭのプロセスに基づいた話し合いを患者・家族等と続けていくことになります。

秋野　説明する医療チームについてお伺いします。

中元　医師と看護師と臨床工学技士で構成します。可能であればこれら以外の医療従事者（ソーシャルワーカー、栄養士、薬剤師など）および介護従事者（介護福祉士、介護支援専門員など）を加えて、医療・ケアチームとします。透析の見合わせについてのＳＤＭを行う前に、可能であれば複数の医師で人生の最終段階を診断することが望ましいとしました。チームを形成する時間のない緊急時には、生命の尊重を基本として、医師が医学的妥当性と適切性をもとに判断し、その後、医療チームによって改めてそれ以後の適切な医療の検討をすることにしました。医療チームが相談できる臨床倫理問題を担当するチームまたは部署を設置することが望ましいと考えています。

秋野　それでは、患者さんとご家族と行うSDMについてお伺いします。

中元　エビデンスに基づく医学情報を患者さんに伝え、患者さんからご自身の価値観、意向、懸念事項を引き出し、さらに医療チームの知識と経験に基づく提案と患者さんの思いを話し合います。医療チームはわかりやすく、患者さんが理解しているか確認しながら説明し、患者さんが最良と思う選択に至るように気を配ります。患者さんが意思決定を変更しなければ、透析の見合わせに関する確認書を必要に応じて取得します。患者さんが定期的に通院している場合には、受診時に病状を確認し、必要とされる緩和ケアを提供するとともに、意思決定に変更がないかを確認し続けます。患者さんが判断に迷う場合には、他の医療施設の専門医からセカンドオピニオンを受けられることも説明します。医療とケアの選択を決定した後も、その後の経過が、患者さんにとって最善のものか、患者さんが意思決定したとおりになっているかを再評価し、**必要に応じて決定を見直す機会をもつ**ようにしています。

秋野　患者さんが意思決定することができない場合にどのようにしていますか。

中元　家族等と話し合い、患者さんの意思を代諾する家族等を決めます。

秋野　患者さんの意志を代諾するとは、患者さんの意思を推定できる方ということでしょうか。

中元　この決定は悩ましいところです。患者と同居していて家族が日頃より患者さんの考え方を共有できている場合はいいのですが、別居している場合などは濃淡があります。親族が多くて誰が中心人物か不明な場合もあります。そこで、意思を推定できる客観的根拠として相続人を位置づけ、相続人を加えた話し合いが重要としました。

秋野　ご家族等がいない場合はどうしますか。

中元　厚生労働省が２０１９年に公表した「身寄りがない人の入院及び医療に係る意思決定が困難な人への支援に関するガイドライン」を参考にします。ここで期待されるのは成年後見人または任意後見人となります。

秋野　本人の判断能力が低下してから家族等が家庭裁判所に申し立て審判が確定すると始まる成年後見人制度と、将来に備えて契約を行い、本人の判断能力が低下すると契約の効力を発動させて始まる任意後見人制度を用いるということですが、いずれも患者さんの医療とケアに同意することはできません。

中元　そのため、医療チームが把握できる介護従事者や自治体の福祉担当者に相談することが望ましいとしました。

秋野　自治体の福祉担当者に相談する意義については、戸籍があっても血縁者がいない患者さんが死亡したときには墓地埋葬法、戸籍もわからない本人不詳者が死亡したときには行旅病人及行旅死亡人取扱法、血縁者がいても一切の連絡を拒否するとされた者が死亡したときには生活保護法にて、自治体の福祉担当者が遺体を埋葬することが許可されているなど、関係する機会も多いかと思います。

中元　もちろん医療等の判断を行う際の意思決定の代諾者にはなりえないこともわかっていますが、家族等が医療チームに判断を委《ゆだ》ねる場合も含めて患者さんに残っている力を踏まえつつ、医療チームは介護従事者または自治体の福祉担当者と相談しながら最善の医療とケアを提供することとし、相談しても最終的な方向性が出ない場合には**施設長に相談**することにしました。また、家族等と合意形成ができない場合、家族等から協力が得られない場合、家族等に連絡できない場合にも、医療チームは施設長に相談するとしました。

秋野　厚労省2018ガイドラインにおいては、医療チームが最善の方針をとることを基本とすることまでしか示していません。2020提言においては、具体的な手法として施設長に委ねることを示したのですね。

中元　ここは踏み込みました。患者さんも賛成してくれました。患者さんを除いて、患者さんの意思を推定して話し合って、もしも意思決定できないとしたら、それは患者さんの意思を尊重することにはならないのです。患者・家族等・医療チームの間で合意に至らない場合、倫理委員会が常設されている医療機関では、倫理委員会での検討が望ましいことはいうまでもありません。しかし、医療機関の規模によっては、倫理委員会を迅速に構成することは困難で、医療チームが倫理委員会の代行を行い、医療チームにおいて合意が得られない場合、繰り返し話し合う時間的余裕がない場合などには、施設長に相談するとしました。施設長の判断だけでよしとしているわけではありません。今後、施設長には、可能な限り、倫理委員会または複数の専門家よりなる委員会などから助言を受ける体制整備をお願いしたいと思います。改めて、患者さんの意思を推定する人がいなかったとならないように、施設長の役割を明確にしました。

秋野　人生の最終段階についてはどのように考えましたか。

中元　どのような状態が人生の最終段階かは、透析に関連する合併症と他の疾病を含めた本人の全身状態を踏まえて、医師が適切に診断します。日本透析医学会は、透析をしている患者さんは人生の最終段階ではないことを繰り返して述べてきました。透析をすることで、充分な生命維持が可能であり、多くの人が社会復帰をしているからです。

しかし、医学的には人生の最終段階ではないが生命維持のために透析を必要とする患者が、保存的腎臓療法を選択して透析を見合わせた場合には、数日から数週で死亡する可能性が高いことから、意思決定能力を有する末期腎不全患者または意思決定能力を有さない末期腎不全患者の意思を推定できる家族等から医療チームに透析見合わせの申し出があった場合には、人生の最終段階と位置づけることを明確にしました。

なお、家族等と医療チームが患者の事前指示（文書または口頭）と理由を確認し、透析見合わせの申し出が家族等の希望ではなく、本人の意思の代弁であることを判断する必要があることも示しています。

秋野　では、意思決定できるかどうかの評価をどのように行うのでしょうか。

中元　患者さんの意思決定能力の評価は、患者・家族等・医療チームで行います。意思決定能力の評価が難しい場合には、より十分な時間をかけて、①意思決定のために必要な事項を理解しているか、②決定内容は選択肢の比較や自分自身の価値判断に基づいているか、③病気、治療、意思決定を自分自身の問題としてとらえているか、④自分の考えや結論を伝えることができるか、ということを総合的に評価し、意思決定能力を判断することにしました。

秋野　それでは、透析の見合わせの実際についてお伺いします。

中元　まず、意思決定能力を有する患者さんから透析見合わせの申し出を受けた場合から説明します。

まずは、医療チームは患者さんの意思と理由を確認します。患者さんがこれまで経験したことがない透析を拒否することはまれではありません。一方で、患者さんが当初は拒否しても定期的な通院を継続している過程で、最終的には透析を受け入れることもよくあります。また、透析を継続している患者さんが透析見合わせを申し出たとしても、その後再開することもよくあります。

秋野　週3回の透析の内容について話し合うことはありますか。

中元　医師が患者さんを人生の最終段階と診断した場合には、段階的に透析時間と回数を減らすことができることも説明します。

秋野　その選択肢も示しつつ、透析を見合わせるプロセスについてご説明ください。

中元　前提として、我々医療者は、患者さんに腎代替療法を行うことをできるかぎり推奨します。それでも患者さんの意思が透析の見合わせを希望する場合、保存的腎臓療法についての説明、その後の経過についての説明をします（この流れについては前述しています）。その場合でも医療ケアチームはＡＣＰを繰り返して行い、透析見合わせの意見に変化がないかを確認します。その後は外来受診時に病状を確認し、必要とされる緩和ケアを提供します。意思決定の変更についても確認します。透析の見合わせに関する確認書を患者・家族等（相続人を含む）から必要に応じて取得するようにします。

秋野　次に、意思決定能力を有していない患者さんの家族等から透析見合わせの申し出を受けた場合についてご説明をお願いします。

中元　医療ケアチームは、家族等に患者さんが意思決定能力を有するときに表明した事前指示（文書または口頭）と理由、透析見合わせの申し出が家族等の希望ではなく、本人の意思の代弁であることを確認します。確認できたら、意思決定能力を有する患者さんからの透析見合わせの申し出と同様に対応し、透析の見合わせに関する確認書を必要に応じて取得して、状況に応じた適切な緩和ケアを継続して提供するようにします。患者さんの意思を推定できない場合、または、家族等と合意形成できない場合には繰り返し話し合い、合意形成に努めますが、繰り返し話し合う時間的余裕がない場合などには、施設長に相談することは先にお話ししたとおりです。

秋野　患者さんの意思決定に問題がない場合に、ご家族に対しての説明をどのように考えていますか。

中元　患者さんの意思決定に問題がない場合には、患者さんの意思決定を尊重し、患者さんに対して病状を適切にわかりやすく説明したのであれば、意思決定能力に問題がない限り、さらに家族等に必ずしも説明する義務はないと考えていますが、患者さんを支えるのは家族等であり、あくまで患者さんの同意を得て、家族等に連絡することが望ましいとも考えています。

ここで私たちが大事だと考えていることは、患者さんの意思を推定できる家族との対話を積み重ねることです。患者さんの意思決定に問題が生じて、家族等による本人の意思を推定する必要が生じた場合、医療チームは家族等の意思や希望を問うのではなく、患者さんの最も身近にいて生活を共にし、患者さんの意思を推定できる人として、「ご本人がもし意思表示できるとしたらどのようにおっしゃると思いますか？」などのように対応することが重要なのです。

秋野　患者さんが家族等への連絡を拒んだ場合には、どのように対応していますか。

中元　患者さんが家族等に迷惑をかけたくないと思って連絡を拒む場合や家族等が患者さんの意思決定を支援できていない場合があり、その理由を確認します。ただし尿毒症症状を認める場合または患者さんが透析を見合わせる場合には、家族等にとっては予期せぬ死を迎えることになります。人生の最終段階において家族等の協力と配慮は重要です。医師は患者さんの保護責任を果たす観点からも、患者さんの家族等に連絡することを伝えたうえで、病状を家族等に説明しなければならないとしました。

秋野　緩和ケアについてお伺いします。

中元　緩和ケアとは、診断時から人生の最終段階までの疾患の全経過において、身体的、心理社会的およびスピリチュアルな苦痛に対して症状緩和と予防を目的とした医療・看護・介護のことであり、患者・家族等の希望に沿って、外来、入院、介護医療院、施設、在宅のいずれでも受けることが可能です。透析の見合わせを意思決定する前であってても提供されるべきケアですから、医療チームは、患者・家族等に緩和ケアについて十分説明します。

秋野　どのようなことを説明しますか。

中元　今後予測される症状として、例えば全身倦怠感、かゆみ、浮腫、食欲不振、悪心、嘔吐、呼吸困難、意識障害などに対して実施する医療とケアを説明します。中でも、尿毒症による呼吸困難などは辛苦に耐えがたい苦痛であり、緩和ケアの内容について患者さんの意思を確認することが重要です。

なお、苦痛に対して深い持続的鎮静を行う場合には、事前に本人および家族等から同意を取得することが望ましいと考えています。また、エンドオブケアも行います。差し迫った死、あるいはいつかは来る死について考える人が、生が終わるときまで最善の生を生きることができるように支援します。

医療チームは、すべての職種が医療とケアの選択に関連した患者・家族等・医療チームの発言について、話し合いの都度記録を残し、その内容を文書にまとめて、患者・家族等と共有するようにします。

秋野　では、同意書についてお伺いします。

中元　私たちとしては、同意とは、相手の考えや意見に賛成する、相手と同じ意思表示をするなどの意味があり、一方の意見を受け取る場合に用い、合意とは、お互いの意見が一致して、当事者同士が対等の立場で納得をしている状態であり、ＳＤＭのプロセスに基づき、お互いに意見を出し合って、その考え方が一致または折りあっている場合に用いることとしました。

秋野　同意書と合意書を分けて使うことになりますか。

中元　医療チームが透析についての十分な情報を提供し、その情報のもとに、患者が透析の開始を意思決定し、家族等も同意すれば、同意書を作成しお互いに確認します。一方、患者が透析の見合わせの意思を示した場合、透析が患者さんにとって利益性が高いと判断している医療チームには同意できないこともあるものの、患者・家族等が意思決定した理由に合意できれば、確認書を作成しその意思を尊重するという考えに立ちました。

ここで、患者・家族等と複数回十分に話し合い、保存的腎臓療法を選択した場合、その内容を診療録に記録するが、診療録は患者・家族等が同意した証明にはならない、ということを申し上げます。

私たちはプロセスを大切にしたいと考えていますので、透析開始同意書は取得し、透析の見合わせに関する確認書は必要に応じて取得するようにしました。

終末期医療における透析について

中元　誰もが長寿を願い、私たち医療者は可能な限り延命に努めてきました。しかしながら、医療技術の進歩に伴い、生命維持装置を付け続けることで自分らしく生きることができないと考えて、寿命がきたら生命維持装置を付けることを見合わせて、自然な死を迎えたいと願う人も増えてきました。それは「生命の尊厳」を傷つけることなのでしょうか。医療者も患者も悩んでいます。

秋野　患者さんの自己決定権を追求する議論には、生命維持装置をはずして自然な死を迎えたいと願うだけでなく、死期の迫った患者さんが苦痛を緩和してほしいと致死的な薬剤を用いて寿命を短くすることを希望した場合にどう考えればいいのでしょうか。安楽死や尊厳死について関心が高まっています。

中元　人生の最終段階または終末期には、①がんの末期のように予後が数日から長くとも2~3カ月と予測ができる場合、②慢性疾患の急性増悪を繰り返し予後不良に陥る場合、③脳血管疾患の後遺症や老衰など数カ月から数年にかけ死を迎える場合があります。

秋野　どの段階を人生の最終段階というかは、厚生労働省の「人生の最終段階における医療・ケアの決定プロセスに関するガイドライン」においては、患者さんの状態を踏まえて、医療・ケアチームの適切かつ妥当な判断によるべき事柄と示されています。

中元　さらに人生の最終段階にない患者さんが透析を見合わせたいと希望することをどう考えるか、日本透析医学会理事長として秋野さんと語っていきたいと思います。

透析患者は終末期でない

中元　まず、透析と延命治療について、語っておきたいと思います。提言の主旨は終末期かどうかにかかわらず、**どこまでも患者さんの意思を尊重することを追求**しました。

秋野　重い課題です。かつて生命を維持する人工呼吸器をはずし、さらに薬物を投与したことにより、医師が殺人罪に問われたことがありました。

中元　当時、殺人罪と聞いて驚きました。

秋野　いずれも治療行為の中止を求める患者の意思表示が存在していませんでしたので、嘱託殺人に当てはまらず、殺人罪に問われたのです。

中元　医師は終末期の患者さんの意思をどのように受け止め、何をすべきなのか。このことが明確でなく、終末期医療において医師は慎重になっています。

秋野　わが国における生命倫理に関連する法律は、母体保護法と臓器移植に関する法律ぐらいで、終末期医療については、２００７年に厚生労働省が「終末期医療の決定プロセスに関するガイドライン」を策定し、終末期医療における医療行為の中止が示されました。本ガイドラインにおいては終末期の定義について、どのような状態が終末期かは、患者さんの状態を踏まえて、医療・ケアチームの適切かつ妥当な判断によるべき事柄とされています。

中元　終末期の判断は医学的なものなのです。患者さんの心身状態はそれぞれ異なり、具体的な数値で規定することなどできません。

秋野　確かに医師が終末期と判断しなければ、治療は継続されます。

中元　そこで、日本透析医学会においては、末期腎不全患者を終末期として位置づけながらも、**透析を受けている患者さんは終末期とせず、透析を見合わせた患者さんは終末期と定義**しています。

秋野　さらに、ガイドラインにおいては、人工呼吸器だけでなく人工透析なども生命維持措置に位置づけられて、それらの中止についても示されていますが、２０１８年には、医療従事者だけでなく介護従事者も、最善の医療とケアをつくりあげるプロセスを在宅医療や介護においても適応できる「人生の最終段階における医療・ケアの決定プロセスに関するガイドライン」（厚労省２０１８ガイドライン）として改定されました。

中元　医療・ケアとタイトルも変わりましたが、主治医が責任ある医療を提供するためにも、多職種で話し合うことは重要です。さらに、医学的な判断だけで治療方針を定めるのではなく、患者さんの意思を尊重することを追求したのが提言案です。

秋野　そのためにも患者さんがみずからの医学的な状態を医師と共有して考えることが重要だということですね。

中元　医療は患者さんのためにあります。患者さんの幸せを実現するために医師は努力しています。しかし、**透析を見合わせたいと考える患者さんの意思を尊重すること**

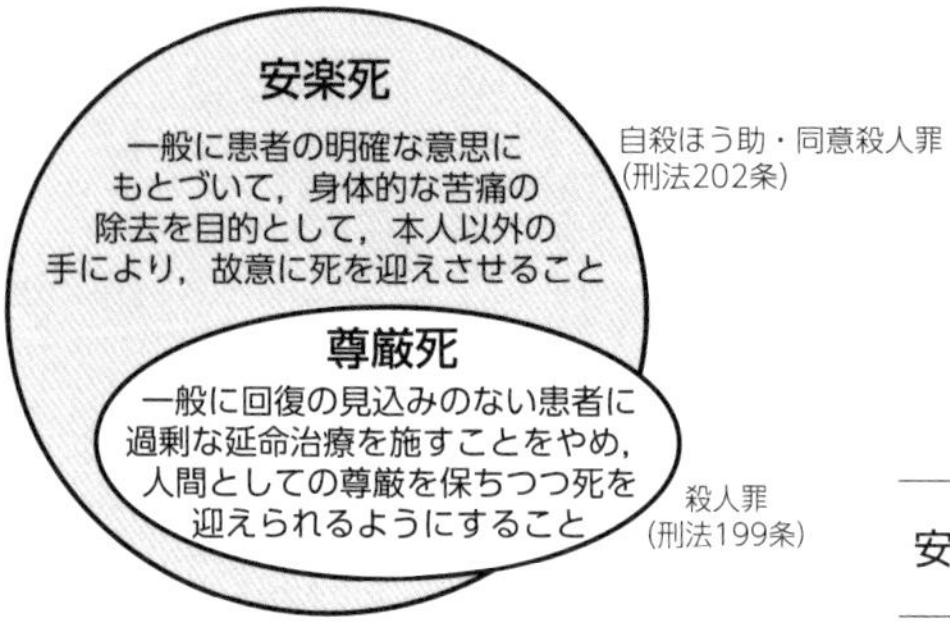

安楽死と尊厳死

安楽死	積極的安楽死
	尊厳死

をどう考えるか。終末期でない患者さんが透析を見合わせることは、尊厳死や安楽死とどう関係するのか。議論の前に言葉の整理をしておきましょうか。

安楽死と尊厳死

中元　まず、いわゆる安楽死と尊厳死について話し合ってみましょう。

秋野　いずれも法定化されておりませんので、定義はありませんが、厚生省末期医療に関する意識調査等検討会は１９９２年に「一般に回復の見込みのない患者に過剰な延命治療を施すことをやめ、人間としての尊厳を保ちつつ死を迎えられるようにすることが尊厳死の考え方である」とし、「安楽死については、一般に患者の明確な意思にもとづいて、身体的な苦痛の除去を目的として、本人以外の手により、故意に死を迎えさせることをいう」と報告書にまとめました。

中元　尊厳死については日本学術会議も1994年に死と医療特別委員会の報告書に「尊厳死は、こうした助かる見込みがない患者に延命医療を実施することを止め、人間としての尊厳を保ちつつ死を迎えさせるというものと解されている」として厚生省の検討会の報告書で示された考え方を支持しています。この考え方は現在も変わっていないのでしょうか。

秋野　日本学術会議においては、2008年には「終末期医療のあり方について―亜急性型の終末期について―」において、「現在主に問題とされている安楽死は、耐えがたい苦痛に襲われている死期の迫った人に致死的な薬剤を投与して死なせるものである。これに対し、尊厳死は過剰な医療を避け尊厳を持って自然な死を迎えさせることを出発点として論じられている概念である」としています。

中元　尊厳死については**延命治療を見合わせて自然死することを指す**、ということでいいようです。尊厳死と安楽死の違いも致死的な薬物が介在するかどうかですね。

秋野　いわゆる安楽死については細かい話になるのですが、外国では延命治療の見合わせにより自然死することが法的にまたは裁判所により認められており、一般化していることから、致死的な薬剤を用いて積極的に死ぬ権利を求めて人生を終えることを尊厳死と呼ぶところがあります。

中元　国によって用語の違いがあることは、外国の文献的解析を行う際にも留意が必要ということです。

秋野　さらに、いわゆる安楽死についても、国内においては、①医師が致死的な薬物を投与する場合を「積極的安楽死」として、②医師が処方した致死的な薬物をみずから用いる場合を「医師による自死ほう助」として分けて議論していることがあります。

違法性の阻却とは

中元　日本における安楽死にかかわる動きについて振り返ってみたいと思います。

秋野　安楽死は殺人罪（刑法199条）若しくは自殺ほう助及び同意殺人（刑法202条）に該当し、違法性が阻却されるかが問題とされてきました。

中元　その前に、言葉の整理をしておきましょうか。

殺人罪などの違法性が阻却されるということはどういうことでしょうか。手術をした医師は患者の体に傷をつけるのに、どうして傷害罪に問われないのかとよく聞かれま

違法性の阻却とは

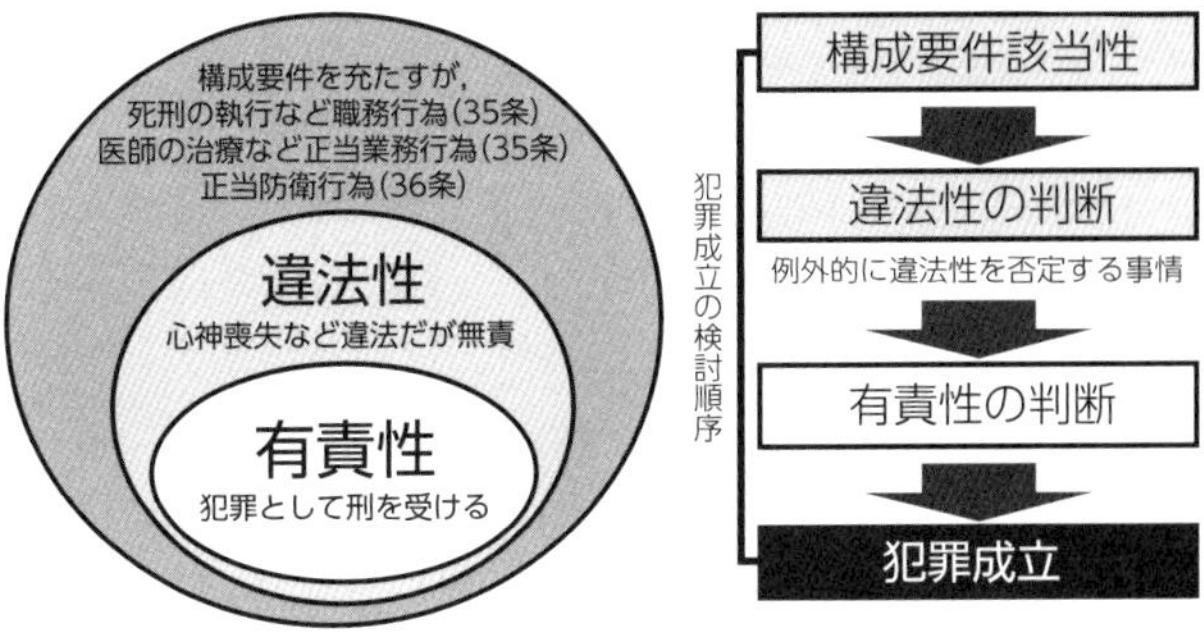

すね。

秋野　まず、犯罪とは、構成要件に該当する違法かつ有責な行為とされ、犯罪が成立するためには、この３つの要件を満たすことが必要となります。

１つ目の要件について説明しますと、例えば、手術で人の体を傷つける行為は、「人の身体を傷害した者は、15年以下の懲役又は50万円以下の罰金に処する」（刑法２０４条）に当てはまります。

中元　医師による手術自体は刑法の傷害罪の構成要件に当てはまるということですね。

秋野　次に、その構成要件とは違法性が推定される行為ですが、その違法性を否定し、行為を正当なものとする事由を違法性阻却事由といいます。

中元　医師法17条には「医師でなければ、医業をなしてはならない」と定められ、医師は、医行為（＝医師

・手術で人の体を傷つける行為は、基本的には刑法２０４条に傷害罪として規定されている「人の身体を傷害」する行為に当てはまる

・しかし、医師は、医業をすることができる（医師法１７条）。医業とは、医行為を反復継続する意思をもって行うこと（厚生労働省医政発第0726005号）であり、医師は、医行為をすることが医師法17条によって許されている

・手術は、医行為にあたる。医師が医行為として手術を行うことは、「法令又は正当な業務による行為」として、刑法３５条により、違法性が阻却される。したがって正当な業務による行為となる

の医学的判断及び技術をもってするのでなければ人体に危害を及ぼし、又は及ぼすおそれのある行為）を反復継続する意思をもって行うことができるとされています。手術も医行為です。

秋野　そこで医師が医行為として行う手術は、刑法35条に定める「法令又は正当な業務による行為」に当たりうることとなり、その場合には、違法性が阻却され、犯罪とならないのです。

中元　なるほど。それで安楽死は殺人罪（刑法１９９条）、自殺ほう助及び同意殺人（刑法２０２条）の構成要件には該当するとしたうえで、違法性が阻却されるかどうかが問われてきたのですね。

日本における安楽死についての司法判断

中元　それでは、安楽死に関して、刑法の違法性阻却が

日本における安楽死についての司法判断

安楽死として違法性が阻却されうる要件
（昭和 37 年 12 月 名古屋高裁判決）

①病者が現在の医学水準では不治の病に罹患しており死期が迫っている
②病者の苦痛がはなはだしいこと
③もっぱら病者の苦痛緩和を目的としたものであること
④病者の真摯な嘱託・承諾があること
⑤特別の事情のない限り医師が行うこと
⑥その方法が倫理的にみて妥当であること

⑤と⑥の要件を満たしていないことで殺人罪の違法性を阻却していない

問題となった事案についての司法判断を振り返ってみましょう。

【名古屋尊属殺人被告事件】

中元　昭和37年12月22日、名古屋高等裁判所にて安楽死に関する1つの判決が出ました。

秋野　この事件は、全身不随と激痛に苦しみ「早く死にたい」「殺してくれ」と大声で叫ぶ父親について、医師からもはやなす術《すべ》がないと告げられ、父親の苦しむ姿を見かねた息子が父親を殺害したものです。名古屋高裁は、執行猶予付きの有罪判決の中で安楽死として違法性が阻却される要件を挙げました。

中元　名古屋高裁は、この要件のうち、医師の手によることを本則とし、これにより得ない場合には医師により得ないことを首肯するに足る特別な事情があることとの要件を満たしていないとして、違法性阻却を認めなかったということでしょうか。

秋野　裁判所の認定について軽々に申し上げることはできないのですが、いずれにせよ、名古屋高裁は、本件について刑法２０２条の自殺ほう助及び同意殺人罪の成立を認めています。

【東海大学安楽死事件】

中元　次に、平成7年3月28日に横浜地方裁判所にて、いわゆる東海大学安楽死事件についての判決が出ました。

秋野　東海大学医学部付属病院入院中の昏睡状態にある多発性骨髄腫末期患者に対して、医師が家族に「楽にしてあげてください」と懇願されて治療を見合わせ、気管内チューブを抜管後に、鎮静剤、抗精神病薬を投与。さらに、家族の「今日中に連れて帰りたい」とさらなる要請に対してカルシウム拮抗剤、その後に塩化カリウムという薬物を投与して死亡させたとして、殺人罪で起訴されたものです。

中元　どの行為が殺人罪に当たるとされたのでしょうか。

秋野　カルシウム拮抗剤、その後に塩化カリウムという薬物投与が殺人罪に当たると

治療中止の違法性が阻却されうる要件
（平成７年３月 横浜地裁判決）

治療行為の中止のためには、患者の意思が推定できる家族の意思表示でも足りる
①患者が治癒不可能な病気に冒され、回復の見込みが無く、死が避けられない末期状態にあること
②治療行為の中止を求める患者の意思が存在し、それは治療行為の中止を行う時点で存在すること
③治療行為の中止の対象となる措置（薬物投与、化学療法、人工透析、人工呼吸器、輸血、栄養・水分補給など、疾病を治療するための治療措置及び対症療法である治療措置、さらには生命維持のための治療措置）など、すべてが対象となってよいと考えられる。しかし、どのような措置をいつどの時点で中止するかは、死期の切迫の程度、当該措置の中止による死期への影響の程度等を考慮して、医学的にもはや無意味であるとの適正さを判断し、自然の死を迎えさせるという目的に沿って決定されるべきである

しかし、患者の意思の明示も推定的意思も認定できず、殺人罪の成立を認めた

して起訴されましたが、その前の治療の中止行為についても、その許容性が検討されました。

中元　安楽死と尊厳死の境界が判然とせず、塩化カリウムを用いて殺人罪になるなら、モルヒネを大量に用いて死に至る場合も殺人罪に該当するのかと思いました。しかしながら患者さん本人の意思を確認することなく薬物投与が行われました。

秋野　判決においては、患者さんはみずからの病状について正確な情報を知らず、家族は患者さんの苦悶について正確に認識しておらず、担当医となって間もなかった医師にとっては家族が患者さんの意思を推定できていたかを判断できる立場ではなかったとされまし

安楽死が違法性を阻却されうる要件
（平成7年3月 横浜地裁判決）

①患者に堪えがたい肉体的苦痛があった
②患者の死期が迫って回避できないこと
③患者が安楽死を希望する意思表示を行っていること
④苦痛緩和のために医療上の手段が尽くされ，他に代替手段がないことの要件を満たすとき

患者に意識はなく，その時点の同意もなく，緩和すべき苦痛もなく，医療上の手段が尽くされ代替手段がないともいえず殺人罪の成立を認めた

た。

中元　安楽死の前提となる苦痛も確認できず、患者さんの意思も明示されていなかったことから許容されないと結論づけられたのですね。

秋野　執行猶予付きの有罪判決の中で、「治療行為の中止は、意味のない治療を打ち切って人間としての尊厳性を保って自然な死を迎えたいという、患者の自己決定を尊重すべきであるとの患者の自己決定権の理論と、そうした意味のない治療行為までを行うことはもはや義務ではないとの医師の治療義務の限界を根拠に、一定の要件の下に許容される」とし、積極的安楽死のみならず、治療行為の中止として医師の行為が許容される要件を挙げました。

中元　特筆すべきは、昭和37年のいわゆる尊属殺人事件においては、患者さんの死苦を「見るに忍びない」といった、治療者の立場から正当化を試みた考え方から、あくまで医学的

に限界に到達している前提で、患者さんの自己決定権を尊重する考え方に大きく方向転換した判決といえましょう。

秋野　この方向転換はそれ以降も大きな影響を与えることになります。

【川崎協同病院事件】

中元　次に、平成17年3月25日に横浜地方裁判所、19年2月28日に東京高等裁判所、21年12月7日に最高裁判所にて、いわゆる川崎協同病院事件についての判決・決定が出ました。

秋野　気管支喘息重積発作に伴う低酸素性脳損傷で意識が回復しないまま川崎協同病院に搬送された入院患者から気管内チューブを抜管し、鎮静剤を用いても患者さんの苦悶様呼吸を鎮めることができなかったことから筋弛緩剤を用いて死亡させたとして、殺人罪で起訴されたものです。

中元　主治医にとっては安楽死として行動したのかもしれませんが、東海大学安楽死事件のときと同じく、患者さんの意思を確認することができないままに薬物投与が行われました。

秋野　判決は有罪で変わらないのですが、裁判所の考え方は分かれます。横浜地裁においては、患者さんの自己決定と医師の治療義務の限界を根拠として治療中止の許容性が認められるとし、要件を挙げました。

中元　東海大学安楽死事件の考え方を引き継いだのですね。

秋野　参考にしたということでしょうか。患者さんの意思を尊重するという終末期の判断が医師任せに委《ゆだ》ねられている法的不安定さを、医療の限界という「科学的客観性」によって補ったと解釈できましょう。しかし、控訴審である東京高裁においては、有罪を維持しつつも、患者さんの自己決定権と医師の治療義務の限界という2つの側面から検討するだけでは限界があると批判的に論じ、「尊厳死の問題を抜本的に解決するには、尊厳死法の制定ないしこれに代わり得るガイドラインの策定が必要であろう」としました。

中元　司法がすべてを解決すべき課題ではないとしたのですね。さて、このような場合、地裁の判断および地裁で示された要件はどうなるのでしょうか。

秋野　地裁の裁判に不服のある当事者から上訴があると、高裁は地裁の裁判の当否を審査する権限をもち、当該事件に限り、高裁の判断が地裁の判断より優先し地裁を拘

治療中止が認められる考え方
（平成17年3月 横浜地裁判決）

①治療中止は自己決定の尊重と医学的判断に基づく治療義務の限界を根拠として認められる
②終末期における患者の自己決定の尊重は、自殺や死ぬ権利を認めるというものではなく、あくまで人間の尊厳、幸福追求権の発露として各人が人間存在としての自己の生き方、生き様を自分で決め、それを実行していくことを貫徹し、全うする結果、最後の生き方、すなわち死の迎え方を自分で決めることができるいわば反射的なもの
③自己決定には回復の見込みがなく、死が目前に迫っていること、それを患者が正確に理解し、判断能力を保持していることが、不可欠の前提
④自己決定の前提として十分な情報が提供され、十分な説明がなされていること、患者の任意かつ真意に基づいた意思の表明がなされていることが必要
⑤患者本人の任意な自己決定または真意が確認できない場合は患者に真意を探求するほかない
⑥探求に当たっては本人の事前の意思が記録化されているもの、同居家族など、患者の生き方を知る者による患者の医師の推測等も確認の有力な手掛かりとなる。その探求にもかかわらず真意が不明の場合は疑わしきは生命の利益に、医師は患者の生命保護を優先させ、医学的に最も適応した措置を継続すべき
⑦医師が治療を尽くし、有効な治療が限界にあり、患者が望んでもそれらが有害又は意味がない治療を医師が続ける義務はない
⑧医師の判断は医学の有効性

ただし、東京高裁にてこれらの要件の提示は不適切とされた

束します。この点、軽々なことは申し上げられないのですが、高裁は地裁の事実認定の結論部分は破棄していないものの、地裁が挙げた要件を採用していないことも事実です。

中元　わかりました。なおこれは、家族から「みんなで考えたことなので気管チューブを抜管してほしい」といわれたことで、行われた出来事だったかもしれません。しかし、その事実については検討されることはありませんでした。これは、どう考えればい

いでしょうか。

秋野　医師に殺人罪が問えるのならば、依頼した家族が教唆に当たらないのかということでしょうか。起訴の権限がある検察が起訴したのは医師だけです。検察は、医師に殺人罪を問えるか裁判所に判断を求めました。軽々なことを申し上げられませんが、この事例に限らず、医師が家族の依頼を受けたことだけで気管チューブを抜くわけではなく、いろいろな検討をして行動したことを考えると、家族を加害者として問うのは難しいのかと思います。

中元　家族のものとされる言葉も残っています。

秋野　判決においては、「家族の意思を重視することは必要だが、終末期医療の精神的・経済的負担を回避したい患者の意に沿わない思惑が入り込む危険性が付きまとう」と判示したことも重要でしょう。

中元　逆にいうと、患者さんの家族に適切な情報が伝えられて、抜管行為が患者さんの推定意思に基づいていれば気管内チューブの抜管は許容されうるという解釈もできるのでしょうか。この裁判は最高裁まで争われています。

秋野　治療中止について初となる最高裁決定でしたが、治療行為を中止する一般的要件などにも触れずに事例判断としています。すなわち、この事例については、抜管時前に余命等を判断する脳波等の検査が行われておらず、余命について判断できる状況になかったことを前提としました。だから、家族には適切な情報が伝えられていなかったこととされ、家族の要請は患者の推定意思に当たらず、患者の意思に基づくこともできないとし、この場合の抜管行為を「法律上許容される治療中止には当たらない」と判断を示しました。

中元　最高裁で「法律上許容される治療中止には当たらない」とは、治療中止が法律上許容される場合もあることを意味しているのでしょうか。

一方で、こんな事例もあります。1996年にある病院にて末期がん患者が呼名に反応しなくなった後に、激しいけいれんを起こし、モルヒネおよび抗けいれん剤で治まらずに筋弛緩剤を用いたところ死亡したとする事例です。筋弛緩剤は致死量に至っておらず、直接死を招いたとは断定できないとの鑑定結果を受けて検察は不起訴処分としました。

また、2006年にある病院で医師が末期がんなど7人の患者さんの人工呼吸器をはずして社会問題となりましたが、不起訴処分となりました。

秋野　医師の行為と患者さんの死亡という結果について因果関係の立証が難しかったこともありましょう。

中元　家族の「楽にさせてあげてほしい」という希望と、医療者が本人の意思を尊重して最善の治療を追求することが、必ずしも一致するとは限りません。東京高裁判決で指摘されたとおりに、患者さんの事前の意思が不明な場合には、自己決定権を根拠とする難しさを感じます。

秋野　患者さんの自己決定権を尊重するといっても、患者さんが本当に治療を見合わせることを望んでいたかを明らかにするのは困難であり、医師の治療義務の限界についても、救命可能性がないことの判断には問題がつきまといます。

結局は東海大学安楽死事件において横浜地裁で指摘された「疑わしきは生命の利益に」の原則に従って適法性を判断するしかないのが現状です。こうして治療行為の見合わせが許容されるための具体的な要件を示した法令やガイドラインの整備が求められるようになり、２００７年に厚生労働省が「終末期医療の決定プロセスに関するガイドライン」を策定し、終末期医療における医療行為の中止のプロセスが示されていくのです。

現場の戸惑い

中元　医療現場の戸惑いは続いています。例えば終末期に血圧が低下して、もはや血液透析の実施が困難な状況においては透析を見合わせることに抵抗は少ないでしょう。透析を行うことが逆に生命の維持に負担となる場合があるからです。透析を続けることで、患者さんの尊厳が損なわれる場合とはどういうことが想定されるでしょう。

秋野　人工呼吸器、点滴など水分・栄養補給、薬物投与、透析など生命維持に必要な医療行為により、生存期間の延長が達成されたときに、その延命による効果をどう捉えるかは患者さんやご家族ごとに考え方が異なります。

中元　人生観にかかわることであり、医師の医学的判断だけで決めることができない領域です。しかし、透析は生命を守るだけでなく、社会復帰を可能とする医療なのです。秋野さんは生命維持のために必要な医療行為として4点を挙げましたが、生命維持に常に必要となる人工呼吸器、生命維持に貢献しているとは限らず、医学的には無意味な場合もある水分・栄養補給や薬物投与とは異なり、透析は延命の効果があり、その後の効果についても医師と患者さんの考え方に乖離が少ないと思っているのです。

秋野　同列に扱ってはなりませんね。しかし、いわゆる尊厳死の文脈で、延命医療が生命維持医療と同義に用いられるならば、透析を受けている方は生命維持医療を受けていることになるのでしょうか。

中元　いいえ。先にも申し上げたように、透析をしながら社会復帰し、社会の第一線で活躍している方もたくさんいます。**透析を続けることで、自分らしく生きていくことが可能**だと申し上げます。延命治療または生命維持治療には当たりません。だからこそ、いくら近い将来に死が不可避の状態となったとしても、透析自体に問題がない場合には、終末期を迎えている患者さんの意思を尊重して血液透析を中止することは、透析の中止と患者さんの死の因果関係を完全に否定できないため、慎重な対応が必要です。ガイドラインでは対象としない生命を短縮させる意図をもつ積極的安楽死との垣根さえも必ずしも高くないと考える医療従事者は少なくないのです。

民法と刑法の立場から考える

中元　では、透析を見合わせることについて、法的にはどのような解釈が考えられるのでしょうか。

秋野　確立したものはないのですが、民法においては、みずからのものはみずからが処分することができるという世界観がまず前提にあって、例えば人の物を無断で持ってくることは不法ではありますが、不法行為による損害賠償（民法７０９条）の観点から、仮に被害者がその物を持ち去ることを承諾すると合意があれば、加害者の不法行為責任は生じないと考えることができます。

中元　医療行為の諸段階にそれを当てはめるのですね。

秋野　しかし、生命や身体にかかわることは公序良俗にかかわることであり、公序良俗に反することは有効な承諾とならず、同意を得ても違法であると考えることができるのではないでしょうか。この考え方からすれば、民法においてはみずからが処分できる権限を有する事項のみ承諾することができるということになると思います。

中元　よくわかります。生きたくない人は生きなくていいとはなりません。では、妻は夫の生命を処分できると考えますか。

秋野　できません。みずからの治療方針は自分だけが定めることができます。明示されていればそれに従うということだろうと思います。ただし、本人の意思が推定できない場合に、家族を通して本人の意思を推定することになります。

中元　なるほど、これらを前提として、いわゆる安楽死や、いわゆる尊厳死が違法性を阻却できるかということですね。

秋野　一方、刑事上の責任からは、先に述べましたが、医師が患者さんの延命治療を中止して法律に定められていない尊厳死や安楽死を行った場合、刑法１９９条の殺人罪、２０２条の自殺ほう助及び同意殺人罪または刑法２１９条の遺棄等致死傷罪等に触れる懸念があります。そのうえで、刑法35条の正当行為であるとして、医師の行為の違法性が阻却される可能性があるということに留まり、厚生労働省が定めた「終末期医療の決定プロセスに関するガイドライン」も延命治療のプロセスだけを示したものであり、法的根拠まで踏み込めていないことに留意が必要です。

中元　このガイドラインにおいては、本人の意思を尊重するプロセスは、患者・家族・医療関係者の話し合いによって進められるべきこと、多専門職種から構成される医療・ケアチームによるべきことが定められていますが、そもそも患者さんの同意が本当にみずからの完全な意思で決めたことなのかが問われることになります。

秋野　さらに、本ガイドラインにおいては、生命を短縮させる意図をもつ積極的安楽死は議論しないと明確化したうえで、人生の最終段階における治療の開始、不開始および中止などの医療のあり方を決定するプロセスについて話し合ったわけであり、尊厳死の定義も消極的安楽死の定義も定められてない以上、それぞれについて話し合ったことにはならないのでしょうが、延命治療または生命維持治療を止めるプロセスが示されたものといえます。

人生の最終段階にない患者さんの透析について

中元　2014年に私たち日本透析医学会が「維持血液透析の開始と継続に関する意思決定プロセスについての提言」を公表したときには、あくまで人生の最終段階の患者さんを対象に限定していました。しかし、医学的に終末期でない患者さんが透析を見合わせて死亡していた事例は、人生の最終段階にない患者さんの意思をどう考えたらよいのか積み残された課題を世に問いかけることになりました。

患者さんの意思を尊重して、透析を見合わせることは尊厳死に当たるのでしょうか。確かに2014年の段階ですでに、人生の最終段階にない患者さんの強い意思による見合わせは行われていたのです。だからこそ、共同意思決定（shared decision making：SDM）を推進しようと秋野さんの力も借りて、腎代替療法選択を推進してきました。

秋野　特に、平成30年度診療報酬改定後に、日本透析医学会を挙げて血液透析、腹膜透析、腎移植の療法選択についてＳＤＭする中で、患者さんから腎代替療法を見合わせたいとの意向も話し合われてきたことでしょう。医療チームと患者さんが共同で意思決定を行うプロセスに診療上の評価が認められたことは、患者さんの自己決定権を尊重する取り組みです。

中元　ここで患者さんの自己決定権を尊重するとしても、私たちは生命を短縮させる意図をもつ透析の見合わせを議論の対象とはしていません。「人生の最終段階における医療・ケアの決定プロセスに関するガイドライン」（厚労省２０１８ガイドライン）に平仄をあわせています。さらに、提言には患者会の強い要請で末期腎不全患者に対してＳＤＭに当たり、医師は腎代替療法の①血液透析、②腹膜透析、③腎移植の選択肢を示しても、④透析を見合わせる＝保存的腎臓療法を最初から説明しないこととしました。

秋野　それは大きな意味をもちます。例えば、透析の苦しさばかりを強調して、生きることが可能な３つの選択を止めさせて、その結果、自死に至ったと捉えられると、教唆（刑法61条）に問われる可能性がありました。

しかし、専門家と患者さんが話し合って、最初は**腎代替療法を見合わせることが選択肢から削除されたことで、医師は、患者さんに対する自死の教唆として責任を問われることから免《まぬが》れる**ことになりました。

中元　専門家と患者さんで提言をつくった成果といえます。**世界で類を見ない内容と**なりました。

秋野　そこで、中元先生と議論することは2点あるかと思います。患者さんの自己決定権を尊重するといっても患者さんの揺れる気持ちの移り変わりをどう受け止めるか。そしてわが国の法制の観点からどう考えるかです。

患者さんにとって何が最善なのか

中元　まず、人生の最終段階にない方の自己決定権を尊重して死に至らせることは法的に認められません。

秋野　そこで、死期が迫っていない患者さんが透析を見合わせることが100％死に至る行為である以上、患者さんの自死と評価できる余地は極めて限定的であっても残ることになります。

中元　その場合に医師の行為が違法性を帯びる可能性があるのでしたね。

秋野　一方で、透析の見合わせは、人工呼吸器をはずす行為とは異なり、ただちに死に直結するわけではありません。

中元　いったん中止しても、患者さんが希望すれば、再開できるからです。後で議論をしますが、中止するつもりでも、考えが変わることもあります。**いったん決めた中止の意思を撤回できる**ことを盛り込んだのも提言案の重要なポイントです。

患者さんの気持ちに寄り添うとは

秋野　さらに、患者さんの意思を尊重することは民法の理念に合致します。医療行為を行ううえで様々なフェーズが存在してくることになります。

中元　このことは前著で十分に議論できなかったところです。私たちは患者さんの意思に寄り添おうと努めてきました。その意思決定が心底から行われたものか。ここに尽きるのです。

秋野　インフォームド・コンセントは、医療従事者から腎代替療法について十分な説明を受けた患者さんが、提案された医療行為の内容と意味をよく理解して、みずからに行われる医療行為について同意することを意味しますが……。

中元　**医師が認識している世界しか選択肢として患者さんに示すことができていないのです。**さらに、患者さんの意思を尊重するといっても、医師が治療の選択肢を示して選ぶのは患者さんですよという買い物のような対応ではないのです。透析患者の精神的な状態を知ってほしいのです。

例えば、患者さんにとっては透析導入の現実を受け入れることができず、導入後も命を守るための現実と気持ちが乖離して、さらに透析の身体的苦痛も続いているのです。

秋野　みずからの意思決定を患者さんみずからが受容できるよう寄り添うのですね。キューブラー・ロス先生が臨死医学の研究の中でがん患者の心の動きについて明らかにしましたが、透析患者の心の動きに寄り添うことについて教えてください。

中元　いつか透析を受けなくてはならないことはわかっていても、透析を導入するときが来たと医師に告知されることは、なかなか受け入れられないものです。「今まで頑張ってきたのに」との思いがよぎります。大きく変化していく自分の生活のことを思って、一気にストレスがかかる時期であり、医師がどのように伝えるかが重要になります。

秋野　みずからが選んだ選択は最善のものだったのだろうかと考える患者さんにとって、透析導入時加算の要件となった腎代替療法選択は重要な局面ですね。

中元　はい。患者さんは否定したり、怒ったりしながら、不安な状態の自分を防衛しようと心の調整を行い、受容しようとしているのです。この心の動きに対しては、多くの患者さんが経験していることだと伝えることもありますし、感情を表出させることを促すこともあります。それは**患者さんが受容できていないときに、療法選択を行うべきではない**と私たちが考えているからです。

秋野　透析を導入した後も患者さんの心の動きは続きますね。

中元　透析を導入した直後は、健康なときの自分と比較してしまい、透析を受けるみずからの現状を認めにくいのです。将来をとても不安に感じている時期です。さらに毎日の食事や治療を通して透析を受けていることを自覚して、葛藤を感じています。

秋野　心がつらくなると様々な影響も出ましょう。改めて医療従事者が専門職としての知識を超えて、もっと広い観点で寄り添うことの重要性を感じます。

中元　よいコミュニケーションを維持することに尽きます。医学的知見を本人の視点に置き換える作業を続けるしかないのです。繰り返しになりますが、医師が認識している世界しか選択肢として患者さんに示すことができないことも謙虚に受け止めなくてはなりません。

不安な気持ちから、精神的、身体的な症状としてあらわれるだけでなく、どうしても多弁、人への攻撃・依存心といった防衛機制に基づく行動に現れることがあります。人間の本能による行為であり、誰もがその傾向があるのです。その後も透析を一生続けていかなければならないことや、治療のための時間的・身体的拘束が日常的に続くことは、心と体に大きな負担を感じているのです。死を考える方もいます。現状をありのまま受け入れるまでは、必ず時間はかかるものなのです。生命を維持するために透析を受けている現実を受け入れられないまま生涯を終えるケースもあるのです。

秋野　患者さんに付き添うご家族の心の問題もありましょう。特に終末期になるほど、その心の動きに寄り添う必要があると思います。ご家族にとっては患者さんの存在が生き甲斐であることに思いを致す必要があります。受容を積み重ねていく重要性を感じます。医療的な知識が共有されるごとに、逆に否認に走ることもできずにいることもありましょう。だからこそ透析患者の心の動きを踏まえた共同意思決定（shared decision making：ＳＤＭ）が求められているのですね。患者会の皆様から、家族や医療従事者だけでなく、患者さん同士の交流で、心を和《やわ》らげていると伺います。お互いの経験を踏まえて、共感したり、思いやりながら情報を交換できることが重要で、時には甘えることもできる環境が、周囲の人の心を支えながらも、みずからも支えられている、と伺いました。

中元　誰かが一緒にいると不安が和らぎます。しかし、それがエスカレートすると自立を妨げることもあります。突き放すことがあってはなりませんが、安易な支持はかえってマイナスに働くこともあるのです。また、医療スタッフの意のままにならないと自立を保持しようとする心もありえます。

いずれの場合も心をほぐしていかねばなりません。患者さんの生活や人生を見据えたＳＤＭの手法は有効で、**患者さんの気持ちが変わるだけでなく、医療スタッフの考え方も深化して変わる**ことも私たちは経験しています。

尊厳を守ることについて

秋野　患者さんのＱＯＬ（生活の質）を考慮しながらも不安を受け止めるだけでなく、患者さんが受け止めることを支えていく角度が重要なのですね。また医療従事者の考えをも変えていく対話による意思決定は創造的ですね。対話の力を信じます。

中元　高齢者が、「もう死んでもいい」と話したときに、言葉どおりに受け止める人はいないでしょう。医療スタッフは、本人が周囲に配慮して、遠慮して発言していることを理解し、本人の真意に近づくことが求められています。

秋野　尊厳という言葉に立ち返らなくてはなりません。**患者さんがみずからのあり方に価値をもっていただくことが1つのゴール**といえましょうか。その意味では、認知症の患者さんなど意思を確認することが困難な場合も、本人を中心に意思決定を行う必要がありますね。

中元　そうです。尊厳をもって生きていただくことが前提です。さらに、家族もみずからの意思を発することを遠慮します。患者さんに最善を尽くすためには患者さんの価値観や人生観を共有することが、患者さん本人の視点で療法選択を行うことができる要諦です。最も患者さんの意思に沿っている方は誰なのかを探すことになります。

リビングウィル、事前指示書とアドバンス・ケア・プランニング（人生会議）

秋野　リビングウィルまたは事前指示書を示すことについても話し合っていきたいと思います。

中元　はい。患者さんが望まない延命医療または生命維持医療が医療従事者により続けられることは患者さんの尊厳を損なうのです。その意味でリビングウィルを示すこと、または事前指示書の重要性は明白です。しかし、患者さんの意思や状況の変化に対応が難しいこと、また家族と共有されていない場合に家族が受け止められないこともあります。

秋野　家族が患者さんを納得して見送ることも視野に入れておくことが重要なのですね。

中元　はい。患者さん本人が延命医療または生命維持医療を望まないと希望しても、患者さんのことを生きていてくれたらいいと願う家族にとっては、患者さん自体が生き甲斐であり、生きている価値はあるのです。

秋野　ご家族の喪失感も踏まえることを社会は受け止める必要があります。

中元　そうです。事前指示書を作成したから終わりではありません。「人生会議」と名づけた「アドバンス・ケア・プランニング（ＡＣＰ）」も将来の医療・ケアについて本人を人として尊重した意思決定の実現を支援するプロセスにも planning と表現しているように進行形であるべきです。

事前指示書があっても、また保存的腎臓療法を選択した場合でも、その後繰り返して人生会議を行うことは重要です。患者さんの意思は揺らぐこともあり、その決定が変わることもあるからです。ただし、人生会議を行う際にも充分な配慮が必要です。

秋野　そのうえで、事前指示書も人生会議も準備をしたくない方に強制すべきものでもないことを申し上げておきたいと思います。生命維持装置の力を借りて懸命に生きている人にとって、事前指示書の作成を推奨する運動論が時に残酷に感じるのです。

中元　制度化を考える人の視点ですね。おっしゃるとおりです。自分の生き方は自分のものであり、生きる自己決定権を阻害してはなりません。

秋野　「社会の負担にならないようにしなくてはいけないのではないかと考えてしまいがちになる」とのお声を伺うと胸がつぶれそうになります。

その意味では、人生の最終段階が近づいていると思う方々にとっても、事前に意思を示すように求められても、難しいことなのではないでしょうか。希望をもつ人にとって希望を捨てることは困難です。また、そもそも誰もがみずからの死について考えることは容易ではなく、さらに家族に伝えることはもっと難しいと思います。仮に、私の母が死についての考え方を決めたとしても、それを文書にしようとする姿を想像することは、とても受け入れがたく思います。

中元　そのとおりですね。医療者は患者さんの意思を尊重しようと、どうしても事前に意思を明らかにすることを期待してしまいます。しかし、みずからの主張を抑制してしまいがちな日本人の傾向性として周囲に配慮して発言していることも汲み取る必要があり、寄り添うことの難しさを私自身が感じています。

秋野　生きる自己決定権といわゆる尊厳死の目指すところは、**人間としての「尊厳性」を保って生き抜くことを保った死に至るプロセスにみずから「責任」をもち、「尊厳性」を保って生き抜くことのように思います。**単なる医学的な見地だけで規定しようとするよりも、患者さんにとって何が最善なのかを考え続け、今を生きる患者さんをどのように支え、患者さんと家族または医師との関係性の中にどのように「尊厳性」を位置づけるか……。

中元　それが共同意思決定（shared decision making：ＳＤＭ）の目指すところだと思います。本人の意向を尊重するといっても、文書や言葉にあらわれたものだけではない、言語化されていないことを、例えば表情などの非言語をどう察し、どう汲み取るかは、患者さんにとって最善を目指す行動の中にあるとしかいうことができません。尊厳死も安楽死も事前指定書も法定化されていない状況ですが、新たな提言を世に問うた後でも、患者さんが満足する、よりよい選択を行うことができるよう私たちの立場からも検討し提案していきたいと思います。

最後に目の前の課題として、患者さんの意思を尊重する観点から認知症について触れておきたいと思います。慢性腎臓病（ＣＫＤ）の患者さんが認知症を患う場合には、透析を開始するかどうかも含めて、本人を中心に、みずからの意思を示すことができなくなる前に、文書で確認しておくことが重要ですが、ご本人やご家族のお気持ちの変化を汲み取れるよう更新を怠らないようにしなくてはなりません。透析を見合わせる決断に至った例もあれば、「透析を導入する、透析を続ける」と指示書を書き換えた例もあります。

秋野　認知症といっても、一括《くく》りに議論できず、認知機能も異なれば、そもそも背景となる疾患も異なります。

中元　そのとおりです。透析現場ではすでに様々な課題に直面しています。みずからの言葉を発することができなくなると、家族に聞きます。家族は患者さんの人生を通して私たちに伝えようとしてくれます。医療スタッフは意外な一面を知って、患者さんを見直す機会につながることが決して少なくありません。そうやって察することを積み重ねて患者さんに迫ろうとするのです。

なお、私たちは科学者です。情緒的な伝達だけでなく客観的に体調を知らなくてはなりません。ですから、みずからの症状を訴えることが困難な在宅で腹膜透析を選択する患者さんが認知症を患った場合には、**みずから症状を訴えることができない特性を踏まえて生命尊厳の観点からモニタリングが必要である**と指摘しておきます。

今後、隔離医療システムなどを用いた在宅医療のモニタリングなども診療報酬上認められることが必要です。

秋野　すべての状況を予測して文書化することは困難ですね。だから、さらに適時適切に腎代替療法を選択する重要性はあらゆるステージにおいて重要ですね。

中元　そうです。みずからの意思で療法選択を行うことは本書に一貫して流れるテーマです。読者の皆様には本書が適時適切な腎代替療法の選択に役立つならば幸いです。

・「透析の開始と継続に関する意思決定プロセスについての提言」は、日本透析医学会のサイト（jsdt.or.jp/info/2763.html）参照。

コラム●透析導入と非導入をどのように考えるのか
―なぜ今提言の改訂が必要なのか？

中元秀友

はじめに

日本は世界で最も急速に高齢化が進行している医療先進国である。その結果わが国は現在高齢化社会に直面しており、今後は超高齢化社会が現実のものとなってくる。現在わが国では少子高齢化に伴う生産年齢人口の減少に直面しており、それに伴い高齢化社会に向けた医療のあり方が問題となっている。しかしながら同様な現象は現在世界中で生じてきて、高齢化社会に伴う医療費の高騰は今後世界各地で問題となる可能性がある。わが国の未来は世界の医療の未来を示すものと考えられている。

内閣府の報告[1]によれば、先進諸国の高齢化率の比較でわが国は1980年代までは下位、90年代にはほぼ中くらいであったが、平成17（2005）年には最も高い水準となった。また、高齢化の速度について、高齢化率が7％を超えてからその倍の14％に達するまでの所要年数（倍加年数）によって比較すると、フランスが126年、スウェーデンが85年、比較的短いドイツが40年、イギリスが46年であるのに対し、わが国は、昭和45（1970）年に7％を超えると、その24年後の平成6（1994）年には14％に達している。このように、わが国の高齢化は、世界に例をみない速度で進行している。地域別に高齢化率の今後の推移をみると、これまで高

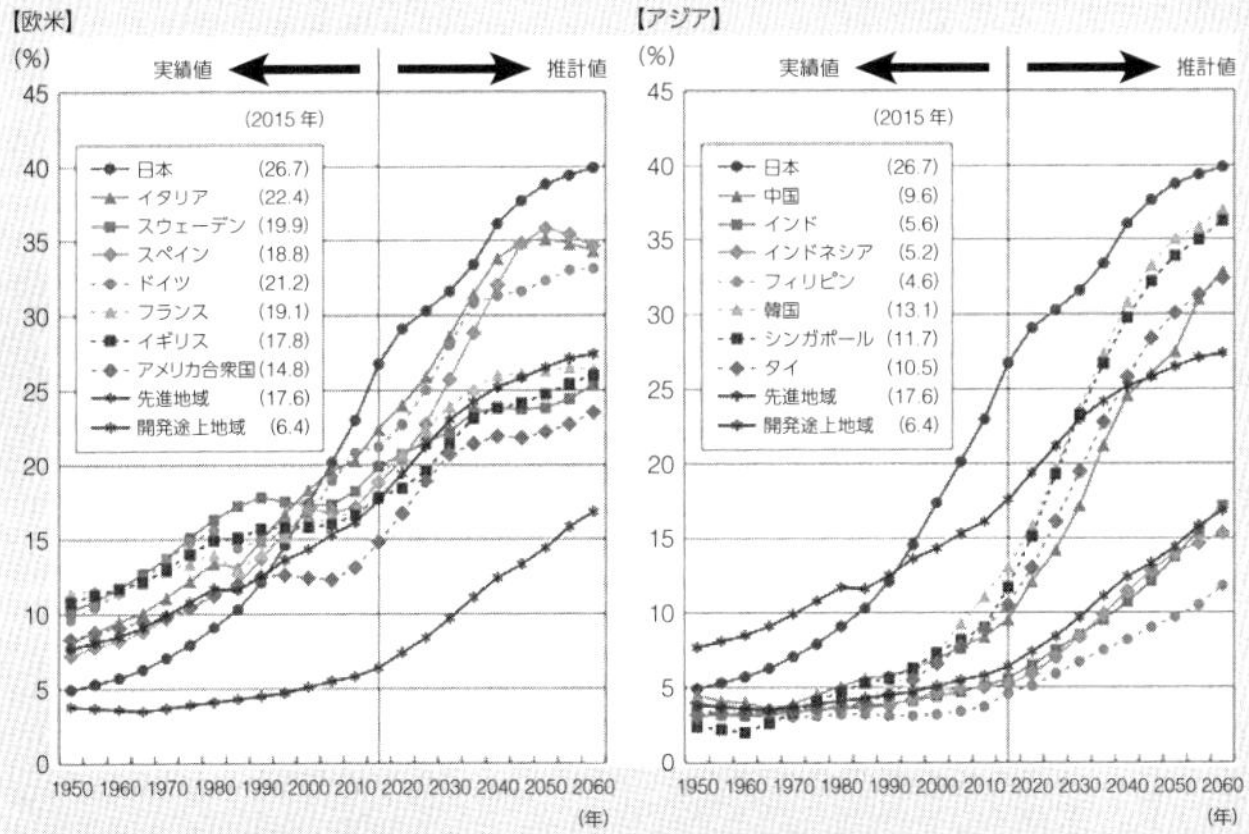

●資料：UN, World Population Prospects : The 2015 Revision
ただし日本は、2010年までは総務省「国勢調査」、2015年は「人口推計（平成27年国勢調査人口速報集計による人口を基準とした平成27年度10月1日現在確定値）」及び2020年以降は国立社会保障・人口問題研究所「日本の将来推計人口（平成24年1月推計）」の出生中位・死亡中位仮定による推計結果による。
●注：先進地域とは、北部アメリカ、日本、ヨーロッパ、オーストラリア及びニュージーランドからなる地域をいう。
開発途上地域とは、アフリカ、アジア（日本を除く）、中南米、メラネシア、ミクロネシア及びポリネシアからなる地域をいう。

図１　近年の世界の高齢化率の推移[1]

齢化が進行してきた先進地域はもとより、開発途上地域においても、高齢化が急速に進展すると見込まれている（図1）[1]。このような状況から、わが国では近い将来人口構造が変化して、「超少子高齢化」社会が来ることが予測されている。今後高齢者は増加し、老年人口は2010年の2948万人から2035年には3741万人に、さらに75歳以上の後期高齢者人口は2010年の1419万人から2035年には2278万人に、1・6倍もの増加を予測している。このような「超少子高齢化」にあわせて人口の減少も予測されており、対照的に医療費や税金を負担する生産年齢人口の大幅な減少が予測されている。

このような状況下、わが国の透析医療の特徴として透析患者の高齢化、特に透析導入患者の高齢化が現実に生じている。今後の透析医療を考える場合、透析患者の高齢化は重要なポイントとなる。このような超高齢化社会に直面している現状を踏まえて、「透析導入と非導入の考え方」を議論する必要がある。

理想の高齢者医療とは

二〇三X年。札幌市近郊にある巨大なエアドーム。

ライトに照らされたクリーンドームに、縦二十五列、横四十列、合計千のカプセルがならんでいる。新生児室を思わせるような、透明プラスチックのインキュベータ。そのすべてに、両手両脚を切断され、頭と胴体だけになった老人が入れられている。

―中略―彼らは手足の切断だけでなく、腹の中央に胃ろうチューブ、左側に人工肛門、股間には導尿チューブをつけられている。栄養は流動食、排泄は浄化ホース、床ずれ予防に定期的にエアマットが膨らみ、入浴の代わりに週二回、インキュベータ内洗浄が行われる。車の自動洗車の要領だ。

すなわちこの施設では、介護を極限まで合理化して、効率のよいケアを実践しているのである。

今日も千葉博士が回診をする。

「E列5番、表情が暗い。モノトロンを7ミリユニットに増やして」

モノトロンとは、千葉博士の開発した脳内悦楽刺激装置である。頭頂部に特殊なチューブを埋め込み、活性化酸素を注入する。これにより、老人の脳は刺激され、快感に満たされる（久坂部羊『廃用身』より一部改変して引用）[2]。

久坂部羊はもともと外科医から高齢者医療に転じ、長く現場にかかわった関係から現在最も問題となっている高齢者医療に関する小説を独特な観点から書いている新進気鋭の作家である。

この内容は未来の老人医療の理想像として描かれている。ここでは、患者に苦痛を与えないために麻薬類似の薬品を投与し、むしろ多くの患者は恍惚とした状態となっている。さらに経管栄養管理、自動洗浄と衛生管理も行き届いている。手足の切断は、麻痺した手足は管理に不要であり、切断すべきとする「廃用身」という小説の流れから描かれているものである。

この小説はもともと現在の高齢者医療の問題点を指摘するために書かれているものであり、非常にショッキングな描写をしている。実際この小説を読んで、このような医療が理想の高齢者医療だというものはいないであろう。むしろ嫌悪感を抱く読者がほとんどだと思う。

しかしながら、この小説中に描かれている高齢者医療は、多くの面で現代の医療の状況を描いている。家族が訪れることもなく、病院に放置された高齢者、意識もないのに投与される多くの薬剤、死という結末が明らかであるにもかかわらず延々と行われる治療と介護。我々医療従事者は、患者や家族が望む限り延命治療を行う義務があるが、その結果医療費が暴騰し、医療者にとっても大きな負担となっている事実がある。

このドームでの高齢者に施《ほどこ》されている医療は患者には苦痛がなく、栄養管理、衛生管理も行き届いており、非の打ち所のない医療のように作者は描いている。それなのになぜ我々は嫌悪感を覚えるのであろうか。

まずいえることは、ここでは患者の尊厳が完全に無視されているためであろう。そして治療に患者の意思、家族の意思がまったく反映されていない。意識のない患者も1人の人間であり、その人間としての尊厳を無視したこのような医療は、誰にとっても認められないのである。

慢性疾患である透析医療における「終末期医療」の現状と問題点

数十年前には末期腎不全は死を意味しており、初期には透析自体自費支払いで膨大な金を必要とした特別な医療であった。しかしながら、現在はすべての患者において透析医療費は保障されており、末期腎不全（ESRD）患者でも透析導入によって長期にわたり安定した生活をおくることができる。またその予後も、急激に改善している。

その観点からいえば、ESRD患者は決して「終末期」ではない。さらにわが国では、寝たきりの高齢者患者であっても、透析に関する医療費は、すべて保険機構から支払われる。医療費に関して、家族の負担はまったくない。したがって今日では透析導入を拒否する患者はほとんどいないし、高齢者で寝たきりの患者であっても家族が透析導入を拒否することは少ない。

しかしながら透析患者数の急激な増加、さらに高齢透析患者の増加、重篤な合併症を有する患者の増加に伴い多くの問題が発生している。特に透析医療費の増加は社会問題となっており、今後の透析医療のあり方を考える時期に来ている[3~5]。

透析療法における「終末期医療」に関しても、現実に議論される機会が多くなっている。2006年の日本透析医学会の「終末期医療」に対する医師へのアンケート調査では透析非導入や透析中止を経験した医師は、それぞれ17・9%、13・1%と高率であった[6~8]。さらに北海道透析医へのアンケート調査では、5年間に透析非導入ならびに透析中止を経験した率はそれぞれ46・8%ならびに63・6%ときわめて高率であった(表1)[9]。

その理由の多くは血圧低下などの透析困難例であったが(表2)[9]、中止理由の中には高度痴呆などの症例も含まれており、これらの症例における透析中止にはいくつかの明確にすべき問題点がある(表3)[8,9]。

2008年に我々が行った全国調査でも、231施設中90施設(40・0%)、309名の患者で透析の非導入を経験していた。さらに231施設中172施設(74・5%)で、714名の透析中止例を経験していた[10,11]。

末期腎不全患者における透析中止は即「死」を意味しており、実際の臨床の現場では、これだけ「透析患者の終末期医療」が問題となっているのである。

その意味でも透析患者でも透析医学会や透析医会が中心となり、早急に「透析非導入指針」、さらに「透析中止基準」を明確にする必要があっ

表１　北海道における高齢者透析ならびに慢性透析患者の終末期医療—2004 年の報告から[9]

【透析非導入の経験（1999〜2003 年）**】**

あり	なし	考慮した経験あり	合計
36 （46.8%）	29 （37.7%）	29 （37.7%）	77 （100.0%）

【透析中止の経験（1999〜2003 年）**】**

あり	なし	考慮した経験あり	合計
49 （63.6%）	21 （27.3%）	12 （15.5%）	77 （100.0%）

表２　高齢者透析ならびに慢性透析患者の終末期医療—透析の非導入ならびに中止の理由[9]

理由	件数（%）
1）血液透析の施行困難	39（29.1）
2）意識障害	18（13.4）
3）末期悪性腫瘍	17（12.7）
4）高度痴呆	13（9.7）
5）原因を問わずきわめて重症な病態	23（17.2）
6）本人の希望	13（9.7）
7）その他	11（8.2）
合計	134（100.0）

た[8〜11]。

日本透析医学会は、厚生労働省が２００７年に公表した「終末期医療の決定プロセスに関するガイドライン」に準拠して「維持血液透析の開始と継続に関する意思決定プロセスについての提言」を作成し、２０１４年に広く社会に公表した。

日本透析医学会としては、この提言を参考にしながら、「すべての患者さんによりよい医療とケアを提供すること」を基

表3　透析の非導入・中止決定に際して考えるべき問題点[8,9]

1）透析の中止は死につながる
2）法的に認められていない死の提供につながる可能性
3）患者に対して十分な説明を行ったのか？
4）患者自身に十分な決定能力があるのか（認知症）？
5）患者自身の意思は確実なのか？
6）患者の家族は了解しているのか？
7）患者が透析をしない原因を排除できないのか？
8）中止後の患者の身体的ケアをどうするのか？
9）中止後の患者の精神的ケアをどうするのか？
10）十分な緩和医療の体制ができているのか？
11）患者の家族の精神的ケアは大丈夫か？
12）患者を支える医療スタッフのケアは大丈夫か？
13）患者の死に場所はどうするか？

本に考えてきた。
しかしながら、この提言はあくまで「終末期状態」の患者に対する提言であり、状態の安定したESRD患者は対応としては考えていない。現実の診療現場では、元気なESRD患者が自分の意思で透析を拒否する事例は時にみられる。どの透析施設においても、そのような現場に直面していることは知られている。今後の超高齢化社会では、さらに認知症や自分の意思を明確にできない高齢者が増加するものと考えられる。表面に出ない困難な事例に直面する機会は、今後さらに増加するものと予想される。

福生病院での透析中止事例

2019年に「透析療法／透析導入と非導入の考え方」に大きな影響を与える事件が新聞紙

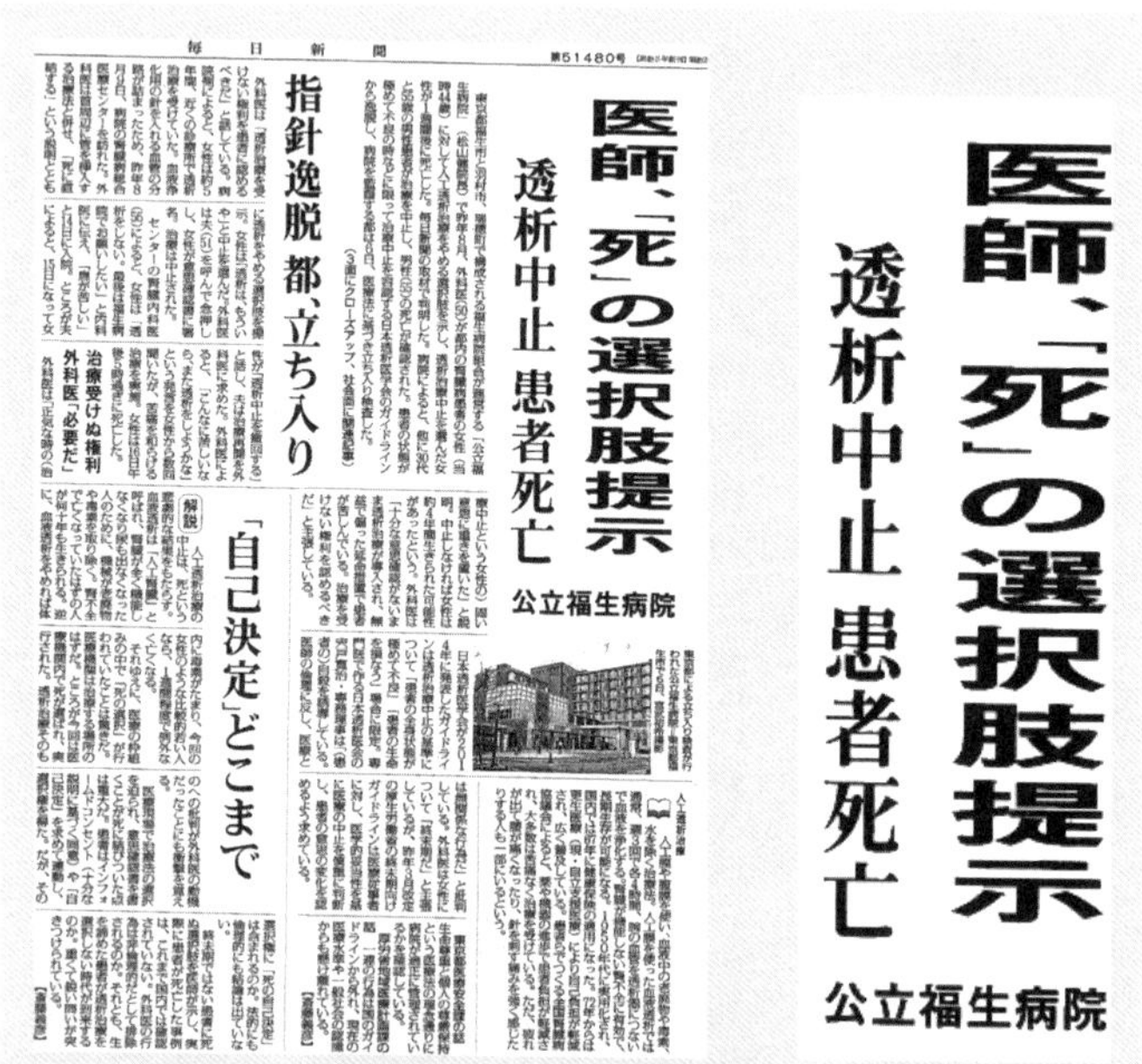

毎日新聞

医師、「死」の選択肢提示

透析中止 患者死亡

公立福生病院

指針逸脱 都、立ち入り

「自己決定」どこまで

医師、「死」の選択肢提示

透析中止 患者死亡

公立福生病院

図2　毎日新聞（2019年3月7日）の報道

上を中心に報道された。2019年3月7日の毎日新聞に掲載された「福生病院での透析中止事例」に関する報道である（図2）。

糖尿病を原疾患とする44歳の女性がシャント閉塞のために福生病院を紹介され、シャント造設が困難なため留置カテーテルを提示されたところ、「シャント造設ができなくなった時点で透析中止を決めていた」と透析の継続を拒否、その後以前から維持透析を行った病院などで透析の継続を勧められたが自己の意思で福生病院に入院、その後死亡した事例である。

本事例に関する詳細な状況に関して現時点では詳細に述べることはできないが、「透析の非導入、透析の中止」に関して多くの議論がなされた。

本件の重要な点は透析医療が直面している重要な問題点、「透析の非導入、透析の中止」に関して社会に広く認識されたこと、そして医療関係者を含めた多くの人たちが議論を始めるきっかけになったことである。ここでは、これまでに日本透析医学会で報道された範囲で記載する。

今回の事例の経緯と日本透析医学会の対応

2019年3月7日毎日新聞朝刊に掲載された公立福生病院における透析患者さんの透析中止事案に対する報道後、公立福生病院から日本透析医学会に対して本件に関する調査依頼があり、これを受けて調査委員会を立ち上げ、調査を開始した。

3月15日、公立福生病院を訪問し、問題となっている44歳の女性の事例を中心に調査を行った。その後、これまでに新聞に報告されたその他の透析非導入、透析終了事例に関しても、継続して調査を行い、調査結果をもとに専《もっぱ》ら学術的観点での議論を継続して行った。その後拡大倫理委員会を発足させ、調査委員会の報告をもとに議論を行った。その結果を5月31日の理事会で報告後、日本透析医学会のホームページにステートメントの発表を行った。

【5月31日発表の日本透析医学会のステートメント（一部抜粋）[12]】

●今回平成31年3月7日に新聞報道された透析患者さんの透析中止事例をきっかけとして、公立福生病院から日本透析医学会に調査依頼があり、日本透析医学会として調査委員会を発足させました。その後、透析非導入、透析終了の事例が他にもあるとの情報に接し、全例の調査を行いました。その後、医学的・倫理的な問題に関する議論の場の必要性、多職種による議論の必要性を鑑み、外部委員を交えての「拡大倫理委員会」を発足して、慎重に議論を行って参りました。これらの経緯に関しては2019年3月25日に当学会のホームページに掲載したとおりです。

さて、今回の報告に先立って、まず明確にしておくべきこととして日本透析医学会の立ち位置があります。一般社団法人 日本透析医学会は、専ら学術研究団体であり、捜査機関でも裁定機関でもありません。したがって今回の件で日本透析医学会は、生じた事象に対する「善悪」を判断すべき立場にはなく、事実を終局的に認定したり、事実に対する法的責任を認定する権限も資格もありません。我々の立ち位置は、あくまでも多様な価値観を持つすべての患者さんに対して、「最良の医療とケアを提供するために学術研究団体として最善の努力をすること」にあります。したがって、今回公立福生病院の複数の症例を検討いたしましたが、それは、病院側への聞き取り調査、質問書への回答書から推論される私的かつ学術的な判断です。当然のことながら個人情報や守秘義務の問題がありますため、個々の症例に関して詳細にその判断を表明することはできません。

以上のことから今回の調査の目的は、（1）今回きっかけとなった事例の問題点を明らかにすること、（2）明らかにされた問題点に対して、学術的な観点から議論すること、（3）今回の事例などを踏まえて、今後の医療のあり方、特に最良の医療を提供するための指針を策定すること、この3点としています。あくまで「今後のより良い医療に向けた方向性を明確にすること」、この方針に基づいた議論を重ねて参りました。

●提出された報告書によると、透析非導入や透析終了は、当該病院主治医から持ちかけられたものでなく、患者さん本人もしくは家族の意思であったとのことです。更に透析非導入に至った経緯は、臨床的・倫理的に日常的診療から大きな逸脱はなかったと考えられるものでした。またIC*は、多職種により構成された医療従事者と患者・家族間で複数回実施されており、適切に行われていたようです（注*：インフォームド・コンセント）。

●調査報告によれば、本症例は、同程度の年齢の他の透析患者さんと比較して、重篤な心・血管系合併症を有しているとのことから、また、内シャント不全を繰り返していることとカテーテルを用いた血液透析を希望していないことから、血液透析を継続するのは臨床的に困難な状況とも推測されました。これら臨床的諸事情を鑑みると、患者さんが自ら血液透析終了の意思を表明しており、その意思が尊重されてよい事案であると判断しました。加えて、本症例の生命維持のために他の腎代替療法を模索していたものの、本症例では患者さんの血液透析終了の意思は固く、透析終了の真摯な意思は明らかであったとのことです。

●今回の事例を検討し、我々は「医療者側の理解と、患者さん側の理解にはまだまだ大きな隔たりがありうる」ということを改めて認識しました。我々医療者側は、あくまで「最善の医療」として提供しているつもりでも、患者さんの十分な理解が得られていない場合がありうるということです。そのような不幸な状況を避けるためにも、「患者さんに判りやすい言葉で繰り返して説明を行うこと」が重要であり、それをカルテに残しておくことが必要だと感じています。この「意思確認書の取得とカルテへの記載」を実際の医療現場で行うことの重要性を、ここで重ねて強調したいと思います。また患者さんの意思は状況に応じて変化するものであり、「意思確認書の変更はいつでもできること」をきちんと説明し、決定が患者さんにとって最善なものかどうかの振り返りを繰り返し行うべきことも改めて認識する必要があります。

今回の事例の調査委員会、ならびに拡大倫理委員会の報告では、本事例は患者の透析中止の意思は明らかであり、その決定に問題はなかったことを確認したものであった。しかしながら、それらの過程をきちんとカルテに記載し、患者の意思を繰り返し確認することについてはカルテで確認することはできなかった。さらに十分な緩和医療を行うことの重要性も改めて認識された。

これを受けて日本透析医学会では、２０１４年に発表した「維持血液透析の開始と継続に関する意思決定プロセスについての提言」の改訂作業に着手した。

わが国と欧米における「終末期医療」の考え方の違い

わが国でも欧米や諸外国の流れから、「透析療法／透析導入と非導入」を積極的に腎不全患者に説明をすべきである、という考え方は以前から議論されている。患者の「基本的人権」として知る権利がある。その考え方から「末期腎不全医療」の選択肢の1つとして「透析療法／透析導入と非導入」があることを、我々医療者側は患者に伝える必要がある、とする考え方である。

欧米ではその考え方に基づき、すでに「末期腎不全医療」の選択肢の1つとして伝えることが一般的な考えとなっている。

しかしながら、平成31年3月7日に報道された「福生病院事例」をきっかけとして、この点に関しても多くの意見がある。特に毎日新聞をはじめとしたいくつかの報道で、「透析療法／透析導入と非導入」を説明することが「患者に対して死への誘導」につながる可能性がある、あるいは「自殺幇助の可能性」との記事に関しては日本と欧米の社会環境の違いを認識するよいきっかけとなった（図3）。

現在、日本透析医学会を中心として、療法選

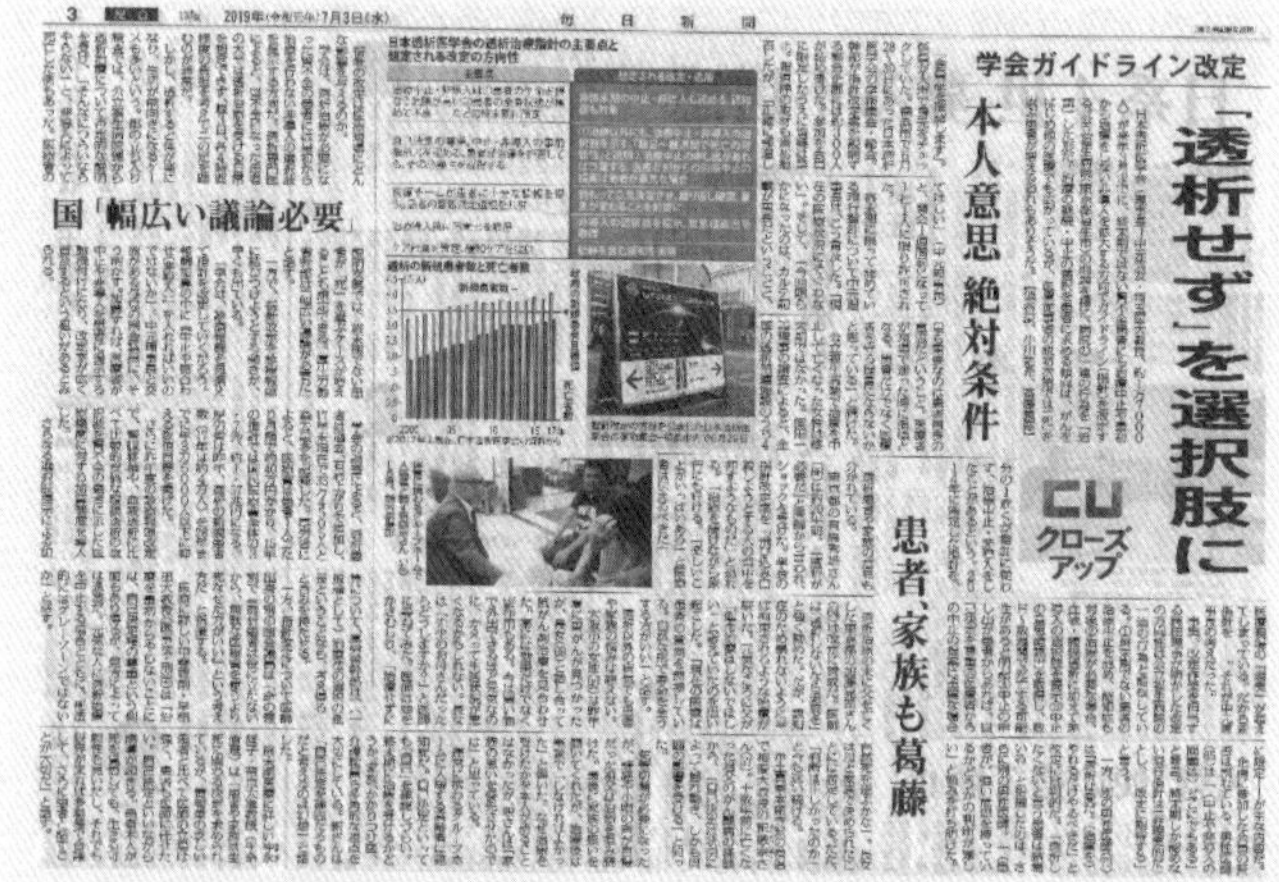
3　2019年(令和元年)7月3日(水)　毎日新聞

学会ガイドライン改定

「透析せず」を選択肢に

本人意思 絶対条件

CU クローズアップ

患者、家族も葛藤

国「幅広い議論必要」

図3　新たな提言（ガイドライン）作成に関する新聞の報道（毎日新聞〈2019年7月3日〉）
透析を選択しない患者の増加につながる可能性が繰り返し記載されている

択のあり方が議論されている。ではなぜ欧米ではあたりまえの「透析療法／透析導入と非導入」の説明が日本では問題視されるのであろうか？　そこには欧米と日本の間にいくつかの社会的な背景の違いが存在する。どのような社会的背景の違いがあるのか？　いくつかの可能性を議論したい。まず宗教的な背景の違いを考慮する必要がある。宗教的背景は基本的な考え方の違いもあり、一概に述べることは難しいが、あえて1つの背景として考えてみたい。

日本では仏教を基本とした転生輪廻の考え方があり、死んだ場合でも霊魂は再び生まれ変わるとの考えから死亡した肉体を傷つけることを嫌う傾向がある。また、循環の停止を確認する肉体の死をもって死とする考え方が強い。したがって死後であっても、肉体を傷つける臓器移植には強い抵抗がある。

それに対して、キリスト教の教えが中心となる欧米では、魂こそが肉体を司《つかさど》るものと考え、脳の機能停止をもって生体の死と考える。受精の瞬間に生命は宿り、そして生命は神からの授《さず》かりものである。したがって中絶は禁じられ、神から与えられた生命の中断を意味する自殺も強く禁じられている。肉体が死んだとしても神を信じることで魂は救われ天上へと導かれるとの考えから、臓器提供をも容易に受け入れることができる。

また日本人はもともと農耕民族であり、家族主体としての生活形成をしていることから家族としての意識が強く、自分の死の決定に対しても家族の意識が強く影響してくる。したがって、生前に本人が臓器提供を希望していても、家族が拒否するために希望が叶わない場合も多々ある。

一方、多民族で形成される米国などは、各個人の意思を尊重するために、死に対しても個々の意思決定が重視される。そのために生前の意思（living will）をきちんと確認し、事前指示（書）（advance directives）の記載がなされている。そして社会的にもその意志を尊重する基盤が形成されている。[13]

米国では20年以上前から、みずからの意思で終末期医療に対する希望を記載する事前指示書に関しては当然のように議論されている。

1996年の報告でもすでに事前指示書の保有率は30％（1590／5335）であり、日本の0・07％（2／2859）、ドイツの0・35％（22／6294）をはるかに上回っている。[14] 1980～1990年代の報告で、透析医療においても透析中止による死亡は米国では22％、カナダでは28％にのぼり、透析医療の中止による死亡が公式の統計調査項目にも記載されている。[15,16]また1994年にHirschら[17]は慢性透析への非導入ガイドラインを、2001年にMossら[18]は透析中断のガイドラインを報告しており、慢性透析への非導入や中断は広く認知されている。

わが国における透析患者の終末期医療の現状と医療スタッフの思い

わが国における終末期医療に関する認識度に関する調査はほとんど行われていない。ここではかなり以前に我々が行ったわが国の終末期医療に関する全国調査の結果を簡潔に示す。[9,10]

●目的：「透析患者における終末期医療の現状と医療スタッフの思い」を明らかにするため、透析療法における「尊厳死」ならびにLiving Willの認識に対する現状、特にコメディカルスタッフの関与に関する全国アンケート調査を行った。

●方法：全国の透析施設4000施設、特に腹膜透析を行っている1200施設より無作為に450施設を選び、看護師ならびに臨床工学技士に対して郵送法により「透析非導入」、「透析中止」の現状、さらに各施設における「終末期医療」の現状、それに対するコメディカルのかかわりに関してアンケート調査を行った。また各施設の看護師への「透析非導入」、「透析中止」の認識、さらに「尊厳死」に対する認識状況を明らかにし、今後のコメディカルのかかわりに関して明らかにした。

●結果：①231施設（51・3％）から回答があった。②231施設中90施設（40・0％）、309名の患者で透析の非導入を経験していた。③231施設中172施設（74・5％）で、714名の透析中止例を経験していた。④透析非導入、中止決定後の患者本人ならびに家族の心のケアに関与するのは多くの場合、看護師である。⑤透析非導入、中止に関する living will ならびに advance directives を行っているのは約10％の施設であった。⑥887名の患者のうち166（18・8％）の患者が advance directives を提示していた。⑦約80％のコメディカルは「尊厳死」を認識しており、「尊厳死」の必要性を認識していた。

●考察：①透析の終末期医療の現場でコメディカルは本人ならびに家族への身体的ならびに精神的なケアに対応しており、きわめて重要な立場にある。②多くのコメディカルは尊厳死と living will の必要性と重要性を十分理解している。③しかしながら、現状での透析療法の終末期医療におけるコメディカルの立場は確立していない。早急に法的な面を含めた整備が必要である。

提言の改訂に至る軌跡

今回の福生の事例から、日本透析医学会で

は、2014年に発表した「維持血液透析の開始と継続に関する意思決定プロセスについての提言」の改訂作業に着手した。

　これに関して5月31日に発表したステートメントには以下のように示されている。

　ところで、日本透析医学会は、厚生労働省が2007年に公表した「終末期医療の決定プロセスに関するガイドライン」に準拠して作成した、「維持血液透析の開始と継続に関する意思決定プロセスについての提言」[19]を2014年に公表しました。日本透析医学会としては、この提言を参考にしながら、「すべての患者さんによりよい医療とケアを提供すること」を基本に考えて参りました。しかしながら、今回の「調査委員会」ならびに「拡大倫理委員会」の検討を踏まえて、現在の医療状況にそぐわない点があることを認識しました。また医療現場では、個々の事例に対応できる具体的な提言を必要としていることも理解しました。厚生労働省も、2018年に、新たに「人生の最終段階における医療・ケアの決定プロセスに関するガイドライン」を公表し、協働意思決定*（shared decision making：SDM）や人生会議（advance care planning：ACP）の重要性を指摘しています（注*：「共同意思決定」ともいう）。

　そこで、これまでの経過とあわせて、日本透析医学会では、従前の提言にSDM及びACP並びに終末期でない患者さんの意思決定プロセスなどを追加して改訂すべき時期に来ていると判断しました。先例が少ない領域ですが、今回、標準的なプロセスを示すことを目的として、意思決定プロセスを公表すべく「透析の開始と継続に関する意思決定プロセスについての提言作成委員会」（委員長：岡田一義理事、副委員長：倉賀野隆裕理事、酒井謙理事、土谷健理事）を立ち上げ、新たな提言を今年度中（令和2年3月末）に作成することを予定しています。

以上の経過により、2020年3月には日本透析医学会より「透析の非導入／透析の中止」に関して、新たな提言が発表された。そこでは臨床現場で直面している多くの事例に対応できる、具体的な内容を含めた提言を目指して現在も議論が行われている。今後の透析医療のため、患者さんのため、そして医療スタッフのためにもよりよい提言の発表に期待したい。

【コラムの参考文献】

1）内閣府報告<http://www8.cao.go.jp/kourei/whitepaper/w-2016/html/zenbun/s1_1_5.html>
2）久坂部洋：廃用身，幻冬舎，2005
3）杉崎弘章，鈴木満，吉田豊彦ほか：透析医療におけるグランドデザイン．日本透析医学会雑誌 19：468–479，2004
4）中元秀友，島田祐樹，国吉英樹ほか：本邦 CAPD 患者の現況（2）高齢者 CAPD 医療—そのメリット・デメリット—．臨床透析 24：167–174，2008
5）中元秀友，舟田周平，木下俊介ほか：要介護透析患者，介護者に対するサポートと課題．臨床看護 33：1318–1325，2007.
6）平松美紀：透析患者および家族の心理．透析看護 第 2 版，日本腎不全看護学会編，pp284–289，医学書院，2005
7）大平整爾：企画にあたって—透析患者の心の揺れ動き—．臨床透析 24：1361–1362，2008
8）杉澤秀博，大平整爾，杉崎弘章ほか：透析導入見送り・維持透析中止の決定過程における患者・家族・透析医の心理的ダイナミクス．日本透析医学会雑誌 21：542–550，2006
9）大平整爾，菅原剛太郎，上田峻弘ほか：北海道における高齢者透析並びに慢性透析患者の終末期医療．日本透析医学会雑誌 19：324–346，2004
10）勝部真弓，秋末世喜，中元秀友：透析患者の終末期医療に関与するコメディカルスタッフの認識度全国調査．腹膜透析 2010（内藤秀宗監修），pp722–725，東京医学社，2010
11）勝部真弓，中元秀友：高齢者透析患者の終末期医療—現状と問題点—．腎と透析 65：603–607，2008
12）日本透析医学会：ステートメント<https://www.jsdt.or.jp/info/2565.html>
13）大平整爾：透析の中止（4）日本における透析中止の現況とあり方．臨床透析 14：1341–1347，1998
14）Sehgal AR, Weisheit C, et al：Advance directives and withdrawal of dialuysis in the United States, Germany and Japan. JAMA 276：1652–1656, 1996
15）Kjellstrand CM：Practical aspects of stopping dialysis and cultured differences. Ethical Problems in Dialysis and Transplantation（Kjellstrand CM, Dossetor JB, eds）, pp103–116, Kluwer Academic Pub, 1992
16）Neu S, Kjellstrand CM：An empirical study of withdrawal of life-supporting treatment. N End J Med 314：14–20, 1986
17）Hirsch DJ, West ML, et al：Experience with not offering dialysis to patients with a poor prognosis. Am J Kidney Dis 23：463–466, 1994
18）Moss AH：Shared decision-making in dialysis：the new RPA/ASN guideline on appropriate initiation and withdrawal of treatment. Am J Kidney Dis 37：1081–1091, 2001
19）日本透析医学会血液透析療法ガイドライン作成ワーキンググループ：維持血液透析の開始と継続に関する意思決定プロセスについての提言．日本透析医学会雑誌 47：269–285，2014
20）毎日新聞 2019 年 3 月 7 日，7 月 3 日朝刊

付　録

平成28年度診療報酬改定
重症化予防の取組の推進

人工透析患者の下肢末梢動脈疾患重症化予防の評価

【人工腎臓】

- 慢性維持透析患者の下肢末梢動脈疾病について、下肢の血流障害を適切に評価し、他の医療機関と連携して早期に治療を行うことを評価する

(新)下肢末梢動脈疾患指導管理加算　100点(1月につき)

[施設基準]

①慢性維持透析を実施している患者全員に対し、下肢末梢動脈疾患の重症度等を評価し、療養上必要な指導管理を行っていること

②ABI 検査 0.7 以下又は SPP 検査 40 mmHg 以下の患者については、患者や家族に説明を行い、同意を得た上で、専門的な治療体制を有している医療機関へ紹介を行っていること

③連携を行う専門的な治療体制を有している医療機関を定め、地方厚生局に届け出ていること

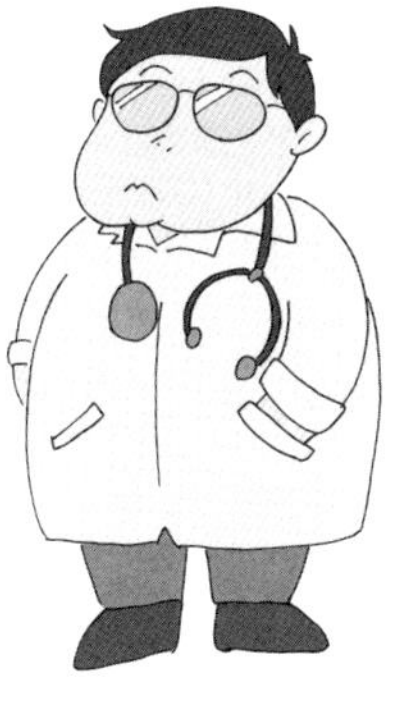

令和 2 年度診療報酬改定
移植を含めた腎代替療法の情報提供の評価(抜粋)
腹膜透析や腎移植の推進に資する評価

平成 28 年度	
【人工腎臓】 導入期加算　300 点	[施設基準] なし

平成 30 年度	
【人工腎臓】 (改)導入期加算 1　300 点 (新)導入期加算 2　400 点	[加算 2 の施設基準] ●在宅自己腹膜灌流指導管理料を過去 1 年間で 12 回以上算定 ●腎移植について、患者の希望に応じて適切に相談に応じており、腹膜透析の管理料を過去 1 年間に 12 回以上算定、かつ、腎移植に向けた手続きを行った患者が過去 2 年で 1 人以上いること

＊導入期加算 2 を算定できる医療機関は【慢性維持透析患者外来医学管理料】に(新)腎代替療法実績加算　100 点

令和 2 年度	
【人工腎臓】導入後 1 ケ月 **(改)導入期加算 1　200 点** **(改)導入期加算 2　500 点**	[加算 2 の施設基準] ●在宅自己腹膜灌流指導管理料を過去 1 年間で 12 回以上算定 ●腎移植について、患者の希望に応じて適切に相談に応じており、腹膜透析の管理料を過去 1 年間に 12 回以上算定、かつ、腎移植に向けた手続きを行った患者が前年度に 3 人以上いること [記載上の注意] ●腎移植に向けた手続き等を行った患者とは、臓器移植ネットワークに腎臓移植希望者として登録を行った患者又は生体腎移植が実施され透析を離脱した患者を指す

＊導入期加算 2 を算定できる医療機関は【慢性維持透析患者外来医学管理料】に(新)腎代替療法実績加算　100 点

令和2年度診療報酬改定
移植を含めた腎代替療法の情報提供の評価（抜粋）
透析予防指導管理の対象拡大

平成28年度	[算定要件]
【糖尿病透析予防指導管理料】 腎不全期患者指導加算　100点	●腎不全期（eGFRが30 mL/min/1.73 m^2 未満）の患者に対して医師が必要な指導を行った場合

平成30年度	[算定要件]
【糖尿病透析予防指導管理料】 （改）高度腎機能障害患者指導加算　100点	●eGFRが45 mL/min/1.73 m^2 未満の患者に対して医師が必要な指導を行った場合

令和2年度	[算定要件]
【腎代替療法指導管理料】 （新）500点	●慢性腎臓病の患者であって、3月前までの直近2回のeGFR（mL/min/1.73 m^2）がいずれも30未満の場合 [施設基準] ●人工腎臓導入期加算2を算定している施設 ●在宅 ●腎臓内科の診療に従事した経験を3年以上有する専任の常勤医師 ●5年以上看護師として医療に従事し、腎臓病患者の看護について3年以上の経験を有する専任の常勤看護師 ●腎臓病教室を定期的に開催している

質の高い人工腎臓等の評価の充実

①夜間、休日に人工腎臓を行った場合の評価を充実させる

平成28年度	平成30年度
【人工腎臓】時間外・休日加算　300点	【人工腎臓】（改）時間外・休日加算　380点

②著しく人工腎臓が困難な患者等に対して行った場合の評価を充実させる

平成28年度	平成30年度
【人工腎臓】障害者等加算　120点	【人工腎臓】（改）障害者等加算　140点

③長時間の人工腎臓に対する評価を新設する
（新）長時間加算 150点（1回につき）

令和2年度診療報酬改定
移植を含めた腎代替療法の情報提供の評価(抜粋)
人工腎臓に係る診療報酬の見直し

	平成28年度 【人工腎臓】慢性維持透析を行った場合
イ　4時間未満の場合	2,010点
ロ　4時間以上5時間未満の場合	2,175点
ハ　5時間以上の場合	2,310点

	平成30年度 【人工腎臓】慢性維持透析を行った場合		
	(改)場合1	(新)場合2	(新)場合3
イ　4時間未満の場合	1,980点	1,940点	1,900点
ロ　4時間以上5時間未満の場合	2,140点	2,100点	2,055点
ハ　5時間以上の場合	2,275点	2,230点	2,185点

場合1〜3は施設の規定による
- 場合1:コンソール26台未満
- 場合2:コンソール26台以上かつ3.5<患者数/コンソール≦4.0
- 場合3:コンソール26台以上かつ4.0≦患者数/コンソール

−56点

↓

−121点

	令和2年度 【人工腎臓】慢性維持透析を行った場合			
	(改)場合1	(改)場合2	(改)場合3	
イ　4時間未満の場合[a]	1,924点	1,884点	1,844点	c
ロ　4時間以上5時間未満の場合[a]	2,084点	2,044点	1,999点	c
ハ　5時間以上の場合[a]	2,219点	2,174点	2,129点	c
ニ　4時間未満の場合[b]	1,798点	1,758点	1,718点	d
ホ　4時間以上5時間未満の場合[b]	1,958点	1,918点	1,873点	d
ヘ　5時間以上の場合[b]	2,093点	2,048点	2,003点	d

a:別に厚生労働大臣が定める薬剤を使用する場合に限る, b:aを除く
c:エリスロポエチンを用いる場合, d:HIF-PHD阻害薬を用いる場合

令和２年度診療報酬改定
移植を含めた腎代替療法の情報提供の評価（抜粋）
医薬品、医療機器、検査等の適正な評価

・内シャント設置術の評価を見直す。また外シャント設置術に関する診療報酬上の評価を廃止する

平成30年度		令和２年度	
【内シャント設置術】末梢動静脈瘻造設術		【内シャント設置術】末梢動静脈瘻造設術	
静脈転位を伴うもの	21,300点	内シャント造設術	
		・単純なもの	12,080点
		・静脈転位を伴うもの	15,300点
その他のもの	7,760点	その他のもの	7,760点
外シャント血栓除去術	1,680点		
内シャント又は外シャント設置術	18,080点		

・経皮的シャント拡張術・血栓除去術の評価を見直す。また、シャントの狭窄・閉塞を繰り返す透析患者は一定程度存在し、より臨床実態に則した評価を行う必要があることから、一定の要件を満たす場合には経皮的シャント拡張術・血栓除去術を算定してから３ケ月以内に実施した場合であっても、２回目の算定を可能とする

平成30年度		令和２年度	
【経皮的シャント拡張術・血栓除去術】 経皮的シャント拡張術・血栓除去術	18,080点	【経皮的シャント拡張術・血栓除去術】 経皮的シャント拡張術・血栓除去術	
		1　初回	12,000点
		2　実施後３月以内に実施する場合	12,000点

［平成30年度の算定要件］
３ケ月に１回に限り算定する
［令和２年度の算定要件］
(1)「1」については、３カ月に１回に限り算定する。また、「2」については、「1」の実施後３月以内に実施する場合に、１回に限り算定する
(2)「1」を算定してから３ケ月以内に実施した場合には、次のいずれかに該当するものに限り、１回を限度として「2」を算定する。また、次のいずれかの要件を満たす画像所見等の医学的根拠を診療報酬明細書の概要欄に記載すること
　ア　透析シャント閉塞の場合
　イ　超音波検査において、シャント血流量が400 mL以下又は血管抵抗指数（RI）が0.6以上の場合（アの場合を除く）
(3)「2」については、「1」の前回算定日（他の保険医療機関での算定を含む）を診療報酬明細書の摘要欄に記載すること

疑義解釈

【腎代替療法指導管理料、人工腎臓導入期加算 2】

区分番号「B001」の「31」腎代替療法指導管理料および区分番号「J038」人工腎臓導入期加算 2 について、「腎移植に向けた手続きを行った患者」の定義として、「臓器移植ネットワークに腎臓移植希望者として新規に登録された患者」と記載されているが、臓器移植ネットワークに腎臓移植希望者として登録後 1 年以上経過し、当該登録を更新した患者についても「腎移植に向けた手続きを行った患者」に含まれるか。

（答）含まれる。

あとがき

秋野さんのことは２０１５年6月30日の「骨太の方針２０１５」が閣議決定された際に「合併症予防を含む重症化予防」の文言を盛り込ませてくださった参議院議員であり、医療福祉問題に非常に熱心な方として知っていました。

その後平成28年度診療報酬改定において、透析患者の重症化予防のために「下肢末梢動脈疾患指導管理加算」が認められることになったのは、我々透析医療に長年かかわってきた医療関係者にとって大きな驚きでした。

なぜなら、このことは我々が長年目指していた「合併症予防を含む重症化予防」が初めて現実化されたものであり、大きな第一歩となったからです。

その蔭に秋野さんの大活躍があったことは、秋野さんの著作である『糖尿病・透析の人に役立つ「足病」の教科書』（大浦武彦先生との共著、三五館）を読んであらためて知ることになりました。実は秋野さんは第61回日本透析医学会総会・学術集会で講演されており、会場ではそのときのご苦労にも触れたことを後で知り、講演を直接聞

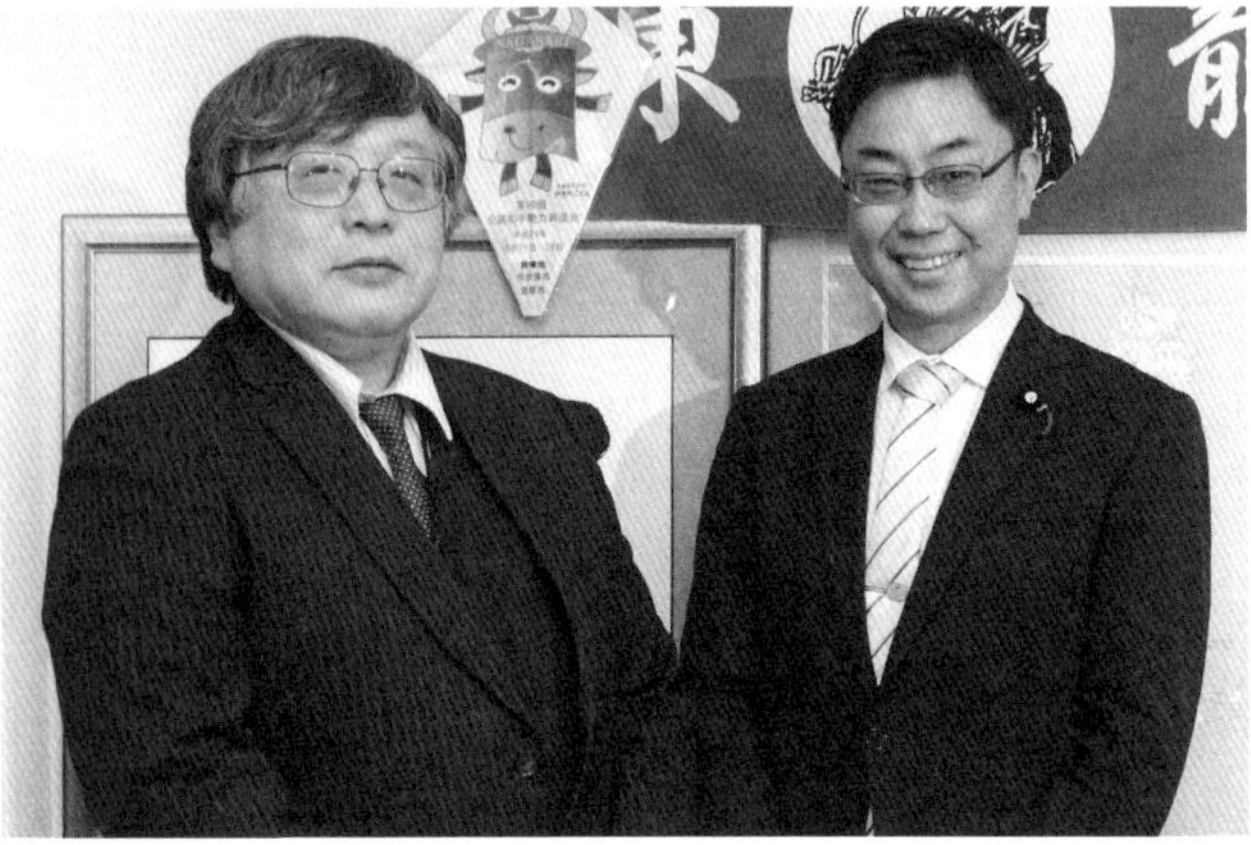

中元秀友日本透析医学会理事長（左）と秋野公造参議院議員（右）

くことができなかったことを大変悔やみました。

私が日本透析医学会理事長になったのは2016年6月であり、同時に翌年の2017年に開催される第62回日本透析医学会総会・学術集会を大会長として主催することになりました。第61回のご講演を聞きそびれていた私は、今度こそ、お話をきちんとお聞きしたいと考えて再度の特別講演をお願いにいきました。

秋野さんには快くお引き受けくださいましたが、そのまま2人で今後の透析医療について熱く語り合い、「合併症予防を含む重症化予防」を推進しようと誓いあったことを昨日の話のように覚えています。

私自身も日本透析医学会理事長の立場から、何とか患者さんのためになることができないかと日々思い悩んでいた時期でした。その後も透析にかかわる医療提供体制や診療報酬改定も含めて、秋野さんと何度も対話を続けました。その中で、「適切な透析療法の選択、腎移植を含めた療法選択」に対して診療上の評価を認められないかとの考えに収斂《しゅうれん》していったのです。

でも、心のどこかには現実化はきわめて難しいだろうとの思いを拭《ぬぐ》えないでいたことを正直に告白せねばなりません。

そのようなときに、今でも覚えていますが、確か2017年の7月初旬、私が北海道に講演に行く日の昼頃に、突然秋野さんからお電話をいただきました。なんと「今日ぜひとも日本移植学会の湯沢賢治先生を含めてお話をしたい」とのことで、「講演もあり、今日は時間的に無理でしょう」と返事をしたのですが、「これからすぐに空港に向かいますので、数分でもお話をしましょう」と電話を切られてしまいました。

私もただちに空港に向かいましたが、飛行機が出るまで40分しかなく、かなり焦っていたのを覚えています。空港でお会いした秋野さんは「中元理事長のお考えどおりに療法選択に対する診療報酬を目指しましょう。そのために複数の学会で合意を図り、合同で要望書を提出しましょう」と熱く語られ、私もその勢いにのまれて、日本腎臓学会の柏原直樹先生、日本腹膜透析医学会の水口潤先生、日本腎不全看護学会の内田明子先生にその場で電話をして日程調整をしたのでした。飛行機にはぎりぎり飛び乗りました。

その後の進展については本書を読んでいただいたとおりであり、私は日本透析医学会理事長の責任で、各学会の理事長の先生方と合意へ向けて調整を図りました。

理事長たちが先頭に立って患者さんも交えて合意形成に向けて汗をかいた結果、平成30年度診療報酬改定では「まさか」が実現しました。腹膜透析と腎移植の推進だけでなく、透析の質を上げる取り組みにも高い診療上の評価をいただいたのです。

結局のところ制度をつくるためには幅広い合意が必要であり、気がつけば幅広い合意形成が積み重ねられていたうえでの改定の結果に、あらためて秋野さんの活動力と計画性に驚かされました。

さらに、制度をつくっても患者さんに知ってもらえなければ制度は活用されないと、腎臓病と腎代替療法の選択についてわかりやすく周知しましょうといわれたのも秋野さんで、私は前著『やさしい腎代替療法』の出版へ向けて決意を余儀なくされました。

腎臓病と一言でいわれても、その中身はきわめて広く多岐にわたるものです。必要性はわかっていましたが、実際に毎日の診療にかかわっており、それを初心者にもわかりやすく短くまとめることなど無理ではないかと思っていました。その考えも、秋野さんには見事に打ち破られてしまいましたが……。

秋野さんは腎臓病にも詳しく、対談は盛りあがりました。そして、その取りまとめた原稿を、初心者にもわかりやすくブラッシュアップする手腕に驚きました。私も日頃は原稿書きに追われる日々ですが、秋野さんがあっという間に原稿を書きあげるので、私だけがお尻を叩かれながらのスケジュール管理となりました。

おかげさまで、対談形式の面白い本が完成しましたと記したのが2年前のことです。令和2年度診療報酬改定もこれまでの流れを踏襲し、合併症予防を含む重症化予防の理念は他領域にも広がりましたが、患者の立場から診療報酬改定の議論を進めた佐藤博通氏を合併症のため失ったことは痛恨の極みでした。

さらに透析医療では、この2年間にいくつかの大きな事件がありました。1つは、

２０１８年に生じた、公立福生病院での透析継続を中止したことによる透析患者の死亡事例です。２０１９年3月に新聞で報じられると、多くの議論がなされてきました。この事例をもとに、日本透析医学会でも倫理委員会を中心に議論が行われ、２０１４年の提言改定が行われました。この経緯については本書に記したとおりです。

目まぐるしく変革されつつある腎代替療法について私たちは情報を更新するだけでなく、患者さんの意思を尊重するための提言をとりまとめたところです。

また２０１９年末から大きな社会問題となっているＣＯＶＩＤ-19による肺炎の大流行（パンデミック）があります。現在まだまだ収束への道がみえない状況ですが、透析患者にも多数発生しており、現在学会内でも状況確認と対策を議論しています。１日も早い収束を祈るばかりです。

最後に、この本が前著とあわせて多くの腎臓病に悩まされている患者さんの一助となることを心より期待しています。

秋野さんもご苦労様でした。ＣＯＶＩＤ-19が落ち着いたら、またゆっくり飲みにいきましょう。

中元秀友

主な参考文献

【書籍／雑誌】

1）下条文武編：メディカルノート 腎臓がわかる 腎・尿路疾患／水・電解質代謝異常，西村書店，2008
2）日本腎臓学会編：CKD 診療ガイド 2012，東京医学社，2012
3）政金生人，中元秀友ほか（日本透析医学会計調査委員会）：わが国の慢性透析療法の現況（2016 年 12 月 31 日現在）（解説）．日本透析医学会雑誌 51：1-51，2018
4）塚本功，中元秀友：血液浄化療法の基礎を理解しよう．治療原理，臨床効果とその限界 腹膜透析．Clinical Engineering 28：398-408，2017
5）中元秀友：腎代替療法（腎移植を除く）腹膜透析．腎と透析診療指針 2016（腎と透析 Vol. 80 2016 年増刊号），「腎と透析」編集委員会編，pp634-639，東京医学社，2016
6）秋野公造，中元秀友：腎代替療法の質向上と均てん化を目指して―診療報酬体系の基盤整備・臨床現場の取組み，中外製薬，2019
7）Lancet 395：1033-1034，2020
8）新型コロナウイルス肺炎診療ガイドライン（試行第 7 版）．中華人民共和国国家衛生健康委員会弁公庁，中国国家中医薬管理局弁公室，2020
9）J Gastroenterol Hepatol 26：1326-1332，2011
10）Nat Rev Rheumatol 12：259-268，2016
11）Nephrol Dial Transplant 33：2234-2244，2018
12）World J Hepatol 2：395-400，2010
13）Tao Liu et al：The potential role of IL-6 in monitoring severe case of coronavirus disease 2019
14）J Transl Med 18：164，2020

【ウェブサイト】（2020 年 5 月 1 日アクセス）

・「図説 わが国の慢性透析療法の現況」（日本透析医学会）<docs.jsdt.or.jp/overview/index.html>
・「腹膜透析（PD）」（バクスタープロ）<https://www.baxterpro.jp/pd>
・「透析の開始と継続に関する意思決定プロセスについての提言」（日本透析医学会）<jsdt.or.jp/info/2763.html>

【著者】
中元秀友（なかもと・ひでとも）
1957年生まれ。1983年慶應義塾大学医学部卒業。1992年米国留学。日本鋼管病院、足利赤十字病院などを経て、現在、埼玉医科大学病院副院長、総合診療内科教授、腎臓内科教授。2016年より日本透析医学会理事長。

秋野公造（あきの・こうぞう）
1967年生まれ。1992年長崎大学医学部卒業。長崎大学、Cedars-Sinai Medical Center、厚生労働省にて勤務。2010年参議院議員選挙当選（現在二期目）。環境大臣政務官・内閣府大臣政務官、参議院災害対策特別委員長、参議院法務委員長、参議院総務委員長を歴任。

腎代替療法の未来

2020年7月9日　初版第1刷発行

著　者　中元秀友　秋野公造
発行人　西村正徳
発行所　西村書店
東京出版編集部　〒102-0071 東京都千代田区富士見 2-4-6
Tel.03-3239-7671　Fax.03-3239-7622
www.nishimurashoten.co.jp
印　刷　三報社印刷株式会社
製　本　株式会社難波製本

ISBN978-4-86706-010-0